ADA规范化种植临床指南

The ADA Practical Guide to Dental Implants

ADA规范化
种植临床指南

The ADA Practical Guide to
Dental Implants

编　著　（美）路易吉·O·马萨
　　　　　（Luigi O. Massa）
　　　　　（美）J. 安东尼·冯·弗劳恩霍夫
　　　　　（J. Anthony von Fraunhofer）

主　审　宿玉成　吴轶群

主　译　任　斌　王　新　于德栋

副主译　（马来西亚）王慧珊（Ong Hui Shan）

北方联合出版传媒（集团）股份有限公司
辽宁科学技术出版社
沈　阳

图文编辑

杨 帆 刘 娜 张 浩 刘玉卿 肖 艳 刘 菲 康 鹤 王静雅 纪凤薇 杨 洋

图书在版编目（CIP）数据

ADA规范化种植临床指南 /（美）路易吉·O·马萨（Luigi O. Massa），（美）J. 安东尼·冯·弗劳恩霍夫（J. Anthony von Fraunhofer）编著；任斌，王新，于德栋主译.—沈阳：辽宁科学技术出版社，2023.6

ISBN 978-7-5591-2986-4

Ⅰ.①A… Ⅱ.①路… ②J… ③任… ④王… ⑤于…
Ⅲ.①种植牙—指南 Ⅳ.①R782.12-62

中国国家版本馆CIP数据核字（2023）第066998号

出版发行：辽宁科学技术出版社
　　　　　（地址：沈阳市和平区十一纬路25号　邮编：110003）
印　刷　者：凸版艺彩（东莞）印刷有限公司
经　销　者：各地新华书店
幅面尺寸：170mm×240mm
印　　张：12
插　　页：4
字　　数：240千字
出版时间：2023年6月第1版
印刷时间：2023年6月第1次印刷
策划编辑：陈　刚
责任编辑：金　烁
封面设计：袁　舒
版式设计：袁　舒
责任校对：李　霞

书　　　号：ISBN 978-7-5591-2986-4
定　　价：198.00元

投稿热线：024-23280336　　邮购热线：024-23280336
E-mail:cyclonechen@126.com　　http://www.lnkj.com.cn

前言
Preface

口腔医学有着悠久的历史。虽然口腔修复学已经实践了几千年，但是在过去的100多年里，口腔医学和口腔护理学都取得了巨大的进步。Greene Vardiman Black（1836—1915）在基础科学、生物材料学、放射线摄影、牙科设备以及口腔种植等多重领域有突出创新并取得了非凡的成就，从而为口腔医学的后续发展开启了新的篇章。

1952年，瑞典整形外科医生Per-Ingvar Brånemark开创了现代口腔种植的先河。

从根本上说，牙种植体是通过外科手术的方式，将种植体植入到颌骨内，待几个月后与颌骨形成骨结合。因此，种植体是牙根的替代物，用以修复牙冠或牙桥。事实上，种植牙现在被认为是大多数缺失牙修复的标准处理方式。

种植体骨结合后最大的优点是非常稳固、仿真以及可以独立行使功能。目前，种植牙的成功率接近98%，是口腔治疗中最为成功的修复方式。

为了满足大家的需求，我们编写了这本书，旨在为口腔种植提供实用性指南，为牙医提供虚拟的"操作"手册。本书试图从多方面讨论口腔种植学，甚至包括了经济上的难题，同时文中涵盖了每种治疗方式的病例。此外，本书还提供了相关内容的参考文献，以便读者可以更加深入地了解和钻研他们所感兴趣的内容。

我们希望用自己的努力获得成功，相信本书将会成为一个实用性指南，以便牙医着手为患者进行种植体的植入与修复工作。

Luigi O. Massa

New Braunfels, TX

J. Anthony von Fraunhofer

Boerne, TX

中文版序一
Foreword

美国牙科协会（ADA），是1859年成立的美国国内专业的牙医组织，是美国最大、历史最悠久的非营利性牙科专业组织，拥有庞大的会员量。美国国家标准（ANSI Z156）中的牙科材料标准，全部采用ADA标准。

如今，针对种植理念和技术的专著、译作大量出版，为致力于学习和提高口腔种植治疗理念与技能水平的医生提供丰富的学习资料。《ADA规范化种植临床指南》通过近20章节的内容，对种植牙的优势、发展历史、种植体的构型、术前沟通、方案设计、简单与复杂位点种植、牙列缺损和牙列缺失的种植治疗等进行了全面的阐述，其中，对失败中和已失败种植体的临床检查与治疗，给予了较为细致的描述，对临床指导有较大的意义。

本书的译者均为国内口腔种植领域的翘楚，具有扎实的理论功底和丰富的临床经验，将英文原著准确地翻译成中文，奉献于读者。在此，笔者将中文版《ADA规范化种植临床指南》推荐给口腔种植领域的医生，相信大家能从中受益，更好地惠顾于患者。

宿玉成

2023年4月

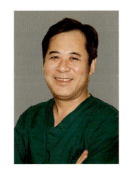

主审　宿玉成

BDS，MS，PhD，EMBA，教授，主任医师，博士研究生导师

- 中国医学科学院北京协和医院（PUMCH）口腔种植中心首席专家
- 北京口腔种植培训中心（BITC）首席教官
- BITC口腔种植大平台总策划
- 佳木斯大学口腔医学院名誉院长
- 佳木斯大学口腔医学院省重点实验室主任
- 白求恩精神研究会副会长
- 白求恩精神研究会口腔医学分会会长
- 中华口腔医学会理事
- 中华口腔医学会第六届口腔种植专业委员会主任委员
- 北京口腔医学会第三届口腔种植专业委员会主任委员
- 国际口腔种植学会资深专家组成员（ITI Senior Fellow）
- 国际牙医师学院院士（ICD Fellow）
- 国际种植牙医师学会荣誉院士（ICOI Honorary Fellow）
- 《中国口腔种植学杂志》总编辑，《口腔医学研究》杂志副主编，《中华口腔医学杂志》等杂志编委

　　1993年起享受国务院政府特殊津贴。主持"十五"国家科技攻关计划、"十三五"国家重点研发计划、黑龙江省"头雁"团队计划等项目。研究成果曾获北京市科技进步奖三等奖。荣获4项国家发明专利。主编《现代口腔种植学》《口腔种植学：第2版》《口腔种植外科手术经典》《口腔种植学词典》《牙种植体植入的标准操作流程》等著作。参编全国口腔医学研究生教材《口腔种植学》。主译国际口腔种植学会（ITI）口腔种植临床指南系列图书以及《牙种植学的引导骨再生——20年的进展》《引导骨再生——30年的理论与临床》等著作。

中文版序二
Foreword

　　《ADA规范化种植临床指南》是一本实用价值显著的临床指南，该书是美国牙科协会（ADA）系列指南的其中之一，它为种植医生提供了全面、系统的指导，帮助大家更好地了解现代口腔种植的知识点，从而安全有效地进行种植治疗。该指南基于美国牙科协会的规范，对种植牙的历史、发展和种植手术的各个环节进行了详细的阐述，包括患者评估、治疗计划、手术操作、种植修复、治疗后维护、种植牙经济学等方面。

　　本书的译者是一批理论知识扎实、临床经验丰富的种植医生和学者，他们在长期临床实践中积累了大量的经验，对种植手术和修复的各个环节进行了深入浅出的探究。他们的经验和专业知识为本书的翻译提供了坚实的基础，使本书的内容传递得更加权威、可靠。

　　本书语言简洁明了、图文并茂，易于理解和学习操作。每一章节都有详细的临床实例和案例分析，使读者能够身临其境地感受各种决策的来龙去脉，理解和掌握种植治疗全流程的技术与方法，从而在临床工作中更为自信地为广大缺牙患者进行高质量的服务。本书还附有大量清晰的图片和精美的插图，使读者能够更加直观地了解牙种植过程的每一步细节和循序渐进的治疗效果。

　　总之，《ADA规范化种植临床指南》是一本非常实用的临床指南，它为种植医生提供了规范、全面、系统的指导，帮助他们更加安全可靠地进行种植手术、修复和维护，进而使患者获得长期稳定的临床效果。我相信，本书一定会成为广大种植医生的必备工具书之一。

吴轶群

2023年4月

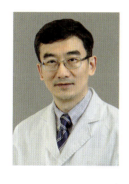

主审　吴轶群

口腔医学博士，主任医师，博士生导师

- 上海交通大学医学院附属第九人民医院口腔第二门诊部主任
- 中华口腔医学会口腔种植专业委员会副主任委员
- 国际口腔种植学会专家委员会委员（ITI Fellow）
- 国际口腔种植学会中国分会主席
- 国际口腔种植学会上海奖学金中心主任（ITI Scholarship Centre）
- 上海交通大学医学院附属第九人民医院–英国爱丁堡皇家外科学院口腔种植与修复培训考试中心主任

　　"十三五"国家重点研发项目课题负责人，主持国家自然科学基金项目、国际口腔种植学会（ITI）资助项目等多项国家级、国际级课题项目。研究成果曾获得国家科技进步奖二等奖（2019年）、中华口腔医学会科技奖三等奖（2018年）、华夏医学科技奖三等奖（2016年）、上海市科技进步奖一等奖（2010年）等。发表论文80余篇。参编著作10部。

译者简介

Translators

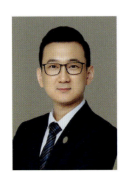

主译　任斌

中国医科大学口腔颌面外科硕士

- 北京瑞城口腔医院数字化中心主任
- 原中国医科大学国家规范化培训基地责任秘书
- 白求恩精神研究会口腔医学分会常务理事
- 白求恩精神研究会口腔医学分会口腔解剖专业委员会委员
- 深圳市第一届牙及牙槽外科专业委员会委员
- 辽宁省口腔医学会第三届颞下颌关节病学及殆学专业委员会委员
- 国际口腔种植学会（ITI）会员
- 北京口腔种植培训中心（BITC）讲师
- 全球牙科教育中心（CoDE）讲师
- 瑞士Straumann种植系统中国区讲师
- 法国Anthogyr种植系统中国区讲师
- 柏骨生物（Purgo）中国区讲师

参译国际口腔种植学会（ITI）口腔种植临床指南系列丛书第12卷《种植体周软组织整合与处理》《引导骨再生——30年的理论与临床》。参编《上颌窦底提升》《美学区即刻种植9个关键三角》。

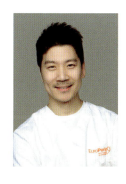

主译　王新

副主任医师，口腔种植学博士

- 北京口腔医学会种植专业委员会青年委员
- 白求恩精神研究会口腔医学分会第三口腔种植专业委员会委员
- 首都医科大学附属北京口腔医院口腔解剖学及临床英文授课教师
- 国际口腔种植学会（ITI）会员
- 欧洲骨结合协会（EAO）会员
- 美国骨结合协会（AO）会员
- 北京口腔种植医学长城论坛种植病例比赛一等奖
- "CEREC"口腔数字化病例比赛全国8强
- 2022年北京冬季奥林匹克运动会、残疾人奥林匹克运动会延庆冬奥村综合诊所牙科医生

　　毕业于日本东京医科齿科大学，专业为种植与口腔再生医学科。曾赴香港大学牙医学院牙周与种植科学习数字化口腔种植技术。发表中、英文论文10余篇。

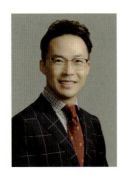

主译　于德栋

副主任医师，硕士生导师，医学博士

荷兰ACTA种植修复科博士后

- 国际口腔种植学会专家委员会委员（ITI Fellow）
- 国际牙科研究会会员（IADR Member）
- 中华口腔医学会口腔种植专业委员会青年委员
- 白求恩精神研究会口腔医学分会第二口腔种植学组（专业委员会）委员
- 上海市口腔医学会口腔种植专业委员会委员
- 上海市口腔医学会口腔遗传病与罕见病专业委员会委员
- 英国爱丁堡皇家外科学院"口腔种植与修复文凭"讲师
- 荷兰阿姆斯特丹牙科学术中心（ACTA）种植大师班讲师
- 中国医疗器械行业协会3D打印医疗器械专业委员会专家

　　主持国家自然科学基金项目2项。主持上海市卫生健康委员会临床专项、口腔高峰学科青年人才计划、院基金等共7项科研项目。作为主要研究人员，参与了国家"863"重点项目、科技部重点项目、上海市科学技术委员会和教育委员会重点项目、上海交通大学医工结合项目、国家自然科学基金项目等。入选"口腔高峰学科——双百人青年人才计划""九院优秀青年骨干培养计划""宝山优秀人才计划"。获得"王宽诚奖学金"。授权专利16项。已发表论文40余篇，其中以第一作者或者通讯作者身份发表的论文SCI收录10余篇。

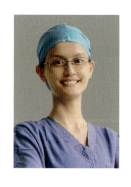

副主译　王慧珊

口腔颌面外科学博士

- 国际口腔种植学会专家委员会委员（ITI Fellow）
- 国际牙科研究会会员（IADR Member）
- 美国国际头颈肿瘤学会联合会（IFHNOS）头颈肿瘤外科院士（中国大陆地区首位）
- 上海市医务工会"星光计划"明星医生
- 贵州省援黔院士专家团核心专家

　　作为主要研究人主持上海市卫生健康委员会基金项目1项。主持横向科研项目1项，院基金临床课题共2项。参与科技部重点项目、上海交通大学医工结合项目、国家自然科学基金项目等。《Head Neck》《Oral Oncology》等杂志审稿人。美国口腔颌面外科专科教材《Oral and Maxillofacial Surgery Secrets：3rd edition》（Elsevier出版社）第49章节编写者。授权专利近10项。以第一作者身份发表的论文SCI收录26篇。目前就职于上海交通大学医学院附属第九人民医院口腔颌面头颈肿瘤科，临床工作聚焦于颌骨病变的颌骨动态功能修复重建、牙列咬合重建以及复杂种植工作。并担任院内英国爱丁堡皇家外科学院口腔颌面-头颈肿瘤培训中心、国际口腔颌面外科医师协会（IAOMS）口腔肿瘤外科与修复重建培训中心、国际内固定学会颅颌面分会（AOCMF）培训中心教官，已带教40余名学员。

审译者名单
Reviewers & Translators

主　审

宿玉成　中国医学科学院北京协和医院（PUMCH）
　　　　北京口腔种植培训中心（BITC）
吴轶群　上海交通大学医学院附属第九人民医院

主　译

任　斌　北京瑞城口腔医院
王　新　首都医科大学附属北京口腔医院
于德栋　上海交通大学医学院附属第九人民医院

副主译

王慧珊　上海交通大学医学院附属第九人民医院

参　译

蔡　宇　北京大学口腔医院
毛明惠　首都医科大学附属北京口腔医院
滕　飞　浙江大学医学院附属口腔医院
王彩云　首都医科大学附属北京口腔医院
魏凌飞　滨州医学院附属烟台口腔医院
喻新波　上海交通大学医学院附属第九人民医院
袁鼎翔　首都医科大学附属北京口腔医院

目录
Contents

第1章　为什么选择种植？
Why Dental Implants?

　　为什么选择种植？简单来说，需求量非常大。在过去的一代或者两代人时期，社会发生了巨大的变化。例如，人们的寿命延长了，对保持自己天然牙的功能和美观的态度变得更积极了。约在60年前，人们在退休前失去他们大多数的牙齿是很常见的。因此，20世纪60年代以前的牙科，把大量的注意力都放在了龋坏牙齿的修复和可摘修复体的制作上。例如，把可摘局部义齿（RPD）和全口义齿（CD）作为缺失牙最终的口腔解决方案。

21世纪中的牙列缺损和全口无牙颌

　　人口正在老龄化，预计到2030年，超过20%的美国人将达到65岁甚至更高的年龄（图1.1[1]）。

　　这些研究数据表明，在10～12年内，约有20%的人将成为"长者"，也就是65岁甚至更高的年龄。尽管医学和药理学取得的进展，以及人们在营养提升、饮食意识和身体锻炼上的改善，已经很大程度上提高了平均预期寿命，但是保持甚至改善口腔卫生以及整体口腔健康的前景依旧不容乐观。实际上，牙列缺损和牙列缺失的患者正在增加。虽然氟化饮用水已经显著降低了龋齿的发生[2-3]，但是由于牙周病、酸蚀症、磨损、创伤、疾病（例如，癌症）等导致的牙缺失的发病率仍在上升[4-7]。

The ADA Practical Guide to Dental Implants, First Edition. Luigi O. Massa and J. Anthony von Fraunhofer.
© 2021 The American Dental Association. Published 2021 by John Wiley & Sons, Inc.

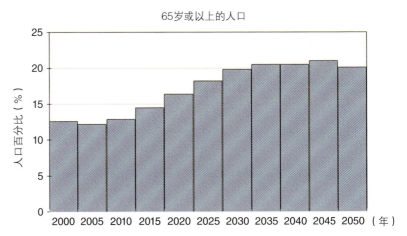

图1.1 美国预期老龄化（Source: Based on United States Census Bureau. Release Number CB20-99: 65 and Older Population Grows Rapidly as Baby Boomers Age. Washington, DC, June 25, 2020）。

　　根据美国口腔修复学会的数据，超过3500万的美国人是无牙颌状态，美国有1.78亿人至少缺失1颗牙齿，这些数字预计在未来的20年内还会增加[8]。

　　这些统计数据令人不安的是，无牙颌影响着我们最脆弱的人群——老龄化和经济弱势群体（图1.2）。在老年人群中，无牙颌和有牙个体的比例为2∶1，约2300万人为全口无牙颌，约1200万人为半口无牙颌。约90%的无牙颌患者都戴义齿，约15%的无牙颌患者每年会更换义齿。

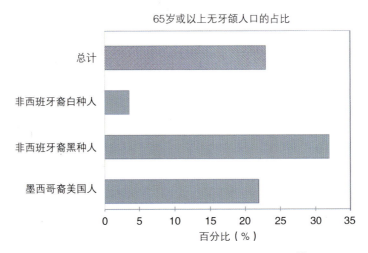

图1.2 65岁或以上的人口，按种族和民族划分的无牙颌患病率[9]（Source: Based on Centers for Disease Control and Prevention. Edentulism and tooth retention. Atlanta,Ga., September 10, 2019）。

牙列缺损和牙列缺失所造成的后果是众所周知的，这包括了生活质量（QoL）的多个方面（例如，面部容貌、自我形象和自信心）。综上所述，牙列缺失所造成的健康后果，包含了显著的营养变化、消化问题、肥胖、糖尿病和冠状动脉疾病等。

口腔种植的现状

在过去的几年里尽管有一些微小的变化，但目前看来，2020年美国人口的预期寿命是78.93岁[10]，因此我们可以预测出现的牙齿问题将随之增多。牙根纵折、根管治疗失败、修复失败以及牙周病等都可以导致牙齿缺失。与19世纪和20世纪的口腔医学实践不同的是，现代的口腔医学关注点放在利用种植体修复缺失的牙齿，同时兼顾功能和美学。

现代口腔医学中，种植牙几乎是所有的牙齿缺失或治疗失败情况下最佳的缺牙修复方案。最主要的原因是，种植牙可以获得非常高的成功率。不惜一切代价保留牙齿已经不再是主流，因为勉强留下也并不能保证它的寿命。换句话说，现在的理论认为，保存骨和组织再生的能力比试图延长牙齿的保留更重要。这种方法不仅可以促进骨的愈合和骨量的保存，还可以确保种植体植入在一个可预期并坚固的骨环境中，成功率高。

表1.1总结了国际牙科界内关于种植体的共识。尽管观点的顺序可能因不同的临床医生而不同，但大多数人会认同这些观点是有效的和相关联的。

表1.1　种植体的优势

- 种植医学将是口腔医学的未来
- 口腔种植学有大量的科学文献
- 口腔种植的成功率为95%～97%，这是一种非常可预期的治疗方法
- 对缺失牙修复以及可预期的治疗方法的需求迫切
- 在老龄化人口中无牙颌患病率日益增长，种植体支持的修复体是一个非常令人满意的解决方案

种植和无牙颌患者

在美国，超过了3200万人佩戴局部义齿或者全口义齿[11]，在这些人中约有33%的患者抱怨义齿不舒适、松动或者在进食及大笑时松动脱落，和/或伴有咀嚼时的疼痛。低平的牙槽嵴和/或平坦的腭穹隆不利于义齿的固位与稳定，大部分牙医也意识到了下颌全口义齿固位困难的问题。

饮食的限制和/或控制，特别是可以食用哪些食物，对患者是否选用种植牙起着重要的作用。就像在咀嚼过程中感到疼痛或不适的患者中，相当多一部分人在吃饭时会放弃使用义齿。已经观察到，无牙颌人群摄入的食物量减少，蛋白质、内在糖与游离糖、非淀粉多糖（纤维物质）、钙、非血红素铁、烟酸和维生素C的摄入量比有牙人群要低[12]，这是因为义齿导致咀嚼力下降。这些饮食上的不足往往对全身健康、幸福指数以及生活质量有显著的不利影响。

许多患者会使用义齿粘接剂来帮助固位。但这些粘接剂可能会导致其他的问题，因为它们很难从组织中去除。即使义齿的适合度不是主要问题时，发音模式受到的影响以及口臭（口腔异味或"义齿呼吸"）是义齿佩戴者们常见的主诉。

综上所述，患者寻求种植牙治疗的原因有很多，包括以下几种：

- 功能
- 美学
- 舒适
- 自信
- 面部外观

口腔全科医生可以处理这些问题，并帮助患者恢复因牙齿缺失导致的口腔健康和功能问题。

对于无牙颌患者，有两种主要的种植治疗方式：

1. 种植覆盖义齿。种植覆盖义齿是一种可摘的装置，包括种植体和组织支持的义齿。依托于基台和义齿附件进行固位（图1.3）。这些装置解决了传统义齿的几个主要问题：

   - 增加咀嚼力
   - 增加固位力并可能消除对义齿粘接剂的需求
   - 因咽反射不能忍受义齿而去除腭侧基托

     种植体支持的义齿是一种令人满意、可行且经济的替代传统全口义齿的方案。

2. 螺钉固位的固定种植桥。固定种植桥是患者不能自行摘取的种植体支持的修复体。它们是用氧化锆或丙烯酸覆盖钴铬或钛杆制作的。这些装置给患者提供了最大的咀嚼力，因为其更为牢固，对大多数患者更具有吸引力。

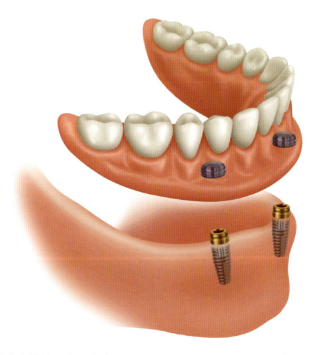

图1.3 种植体支持的覆盖义齿(Source: Courtesy of Zest Anchor)。

单冠和桥的种植

如上所述,美国有1.78亿人至少缺失了一颗牙齿[11]。在使用种植修复之前,都是固定局部义齿(桥)或者可摘局部义齿修复。这些治疗方式的主要问题是只有少数的牙齿承载负荷。例如,在一个四单位固定桥的病例中,因为桥体无法提供功能上的支撑,只有2颗基牙承载着4颗牙齿的负荷。

表1.2总结了单颗牙种植修复的优点。

表1.2 单颗牙种植修复的优点

与传统桥相比,不需要预备邻牙
长期预后优于传统桥[13-14]
长期成本低于传统桥
义齿的固位更佳,包括与可摘局部义齿相比
笔者认为,与传统桥相比,种植修复更易于牙齿卫生改善
更为长期的患者满意度

牙医们习惯于用可摘局部义齿修复多颗缺失的牙齿。事实上，几十年来可摘局部义齿也一直是一种可行的治疗选择。虽然它们的实用性良好，但它们在设计和制作上确实需要一些技能及丰富的经验。

可摘局部义齿有许多优点，其中包括成本相对较低。但它们也有一些显著的缺点，特别是，它们会加剧牙槽嵴吸收，尤其在用非金属基托时，即我们常说的"弹性义齿"。

使用聚合物（通常是丙烯酸）材料做卡环的可摘局部义齿对基牙相对"友好"，因为金属卡环和支托随着时间的推移会对基牙造成创伤，尤其是产生磨耗和磨损。这种破坏性的作用是由于在咀嚼或功能运动中，可摘局部义齿卡环在基牙上下移动所致。不良的贴合和/或重复的垂直（侧向）运动导致循环负荷过程中不仅加剧了基牙的磨损与磨耗，也加剧了牙槽嵴的吸收。

可摘局部义齿的另一个问题，尤其是聚合物材料做基托以及不贴合的可摘局部义齿，食物可能经常存留在义齿下方。这会刺激黏膜，导致牙周问题，以及基牙的龋坏。此外，可摘局部义齿丙烯酸"义龈"的染色和气味的存留，需要至少每天都重复和仔细地清洁，以保持义齿的卫生和避免口臭的发生。由于进食、饮水、吸烟，通常需要频繁地清洗可摘局部义齿。如果不及时摘下可摘局部义齿并对其与天然牙分别进行清洁，会影响两者的有效卫生。

当然，使用种植体修复多颗牙齿也有一些缺点（表1.3）。

表1.3 与传统桥和可摘局部义齿相比，种植修复体的缺点

短期费用高于传统桥或可摘局部义齿
需要进行手术
一般情况下，治疗时间较长，4~8个月

种植治疗与根管治疗

虽然口腔全科医生在学习期间接受了牙髓病学的培训，但他们很多都不倾向进行根管治疗，特别是在需要手术介入的时候。不愿进行根管外科治疗有几个原因，主要是由于患者普遍认为"根管治疗"是一种不愉快的、漫长的过程，即使在理想的情况下也是不舒服的，在最坏的情况下甚至是痛苦的。事实上，对许多患者来说，"根管治疗"这个词几乎等同于

一种不惜任何代价都要避开的经历。

　　然而，如果满足相应条件，不用手术的根管治疗是一种可预测的治疗选择。首先，患者必须有足够多且健全的牙体结构，以实现牙齿周围360°有2mm的牙本质肩领包绕。这将确保修复治疗的长期稳定性。其次，在诊断有症状的牙齿时，应确定其因果关系。例如，有症状且近髓角处龋坏的牙齿可明确诊断为不可逆型牙髓炎。反之，有症状且没有龋坏的牙齿的治疗结果往往不能达到预期，除非得到明确的诊断。当需要进行根管治疗时，操作者必须使用专业的器械和修复材料。值得一提的是，现有的仪器和根管密封材料在过去的20年有了显著的改善。此外，人们普遍认为，进行根管治疗所需的时间和经验随着需要治疗的牙根/根管的数量的增加呈指数级增长。但是，当根管硬化或钙化时，更难保证髓腔和根管感染的彻底清除。最后，接受过根管治疗的牙齿随着时间的推移往往会变脆，在负荷下容易失败。同时，由于根管治疗很难实现根管的完全密封，所以随着时间的变化，细菌、血液和其他物质会渗入处理后的根管。组织液和细菌的渗漏随着时间推移会产生许多不利的后果，包括牙本质变色、水门汀封闭剂溶解和修复体的折裂、疼痛、不适以及感染。基于患牙根管治疗的相关风险，牙医往往不愿使用这些牙齿作为固定局部义齿和可摘局部义齿的基牙。

　　相比之下，口腔种植的成功率为95%～97%。这远远高于有症状且伴有边缘破坏的牙齿的治疗和根管再治疗的成功率。当讨论治疗方案时必须要考虑成功率，在处理根管治疗对比种植的选择问题时，特别需要考虑患者对治疗投入相关费用、时间以及不适感。

总结

　　本章介绍了种植的总体情况，关于种植体的植入和临床应用的具体细节将在接下来的章节中详细介绍。然而，现代口腔医学已经认识到种植修复是治疗缺失牙齿的标准方案。因为种植可以很容易地解决传统修复中一些看似棘手的问题。此外，自Per-Ingvar Brånemark概念提出以来，种植技术和口腔科学取得了显著的进步，口腔种植的成功率超过95%。

　　最后，即使是在最具挑战性的病例，Per-Ingvar Brånemark开创性概念已经改变了口腔科和口腔治疗。

参考文献

[1] United States Census Bureau (2020). 65 and Older Population Grows Rapidly as Baby Boomers Age. Release Number CB20-99. https://www.census.gov/ newsroom/press-releases/2020/65-older-population-grows.html (accessed 17 December 2020).

[2] Medjedovic, E., Medjedovic, S., Deljo, D. et al. (2015). Impact of fluoride on dental health quality. *Mater. Sociomed.* 27 (6): 395–398.

[3] Centers for Disease Control and Prevention (2001). Recommendations for using fluoride to prevent and control dental caries in the United States. *MMWR Recomm. Rep.* 50 (RR-14): 1–42.

[4] Martinez-Canut, P. (2015). Predictors of tooth loss due to periodontal disease in patients following long-term periodontal maintenance. *J. Clin. Periodontol.* 42 (12): 1115–1125.

[5] Loomansa, B., Opdamb, N., Attinc, T. et al. (2017). Severe tooth wear: European consensus statement on management guidelines. *J. Adhes. Dent.* 19: 111–119.

[6] Bartlett, D.A. (2005). The role of erosion in tooth wear: etiology, prevention and management. *Int. Dent. J.* 55: 277–284.

[7] Michaud, D.S., Fu, Z., Jian Shi, J. et al. (2017). Periodontal disease, tooth loss, and cancer risk. *Epidemiol. Rev.* 39 (1): 49–58.

[8] American College of Prosthodontists (2020). Facts and figures. https://www. gotoapro.org/facts-figures (accessed 31 July 2020).

[9] Centers for Disease Control and Prevention (2019). Edentulism and tooth retention. September 10. https://www.cdc.gov/oralhealth/publications/OHSR-2019-edentulism-tooth-retention.html (accessed 27 December 2020).

[10] Macrotrends (2020). U.S. Life Expectancy 1950–2020. https://www.macrotrends. net/countries/USA/united-states/life-expectancy (accessed 31 July 2020).

[11] Statista Research Department (2020). Usage of dentures in the U.S. http://www. statista.com/statistics/275484/us-households-usage-of-dentures (accessed 31 July 2020).

[12] Jauhiainen, L., Männistö, S., Ylöstalo, P. et al. (2017). Food consumption and nutrient intake in relation to denture use in 55- to 84-year-old men and women — results of a population based survey. *J. Nutr. Health Aging* 21: 492–500.

[13] Ravidà, A., Tattan, M., Askar, H. et al. (2019). Comparison of three different types of implant-supported fixed dental prostheses: a long-term retrospective study of clinical outcomes and cost-effectiveness. *Clin. Oral Implants Res.* 30 (4): 295–305.

[14] Oh, S.-H., Kim, Y., Park, J.-Y. et al. (2016). Comparison of fixed implant-supported prostheses, removable implant-supported prostheses, and complete dentures: patient satisfaction and oral health-related quality of life. *Clin. Oral Implants Res.* 27 (2): e31–e37.

第2章 口腔种植简史
A Brief History of Dental Implants

口腔医学是一门历史悠久的学科，口腔修复学已历经数千年的实践。约公元前700年的牙桥是由意大利中部的伊特鲁里亚人（现在的托斯卡纳）制作的，固定局部义齿是早在公元700年的中美洲玛雅人制作的[1-4]。历史上有许多著名的人物都戴过可摘局部义齿（RPD）或全口义齿（CD）[3]，例如，英国女王Elizabeth Ⅰ、法国国王Henry Ⅱ、美国的George Washington和英国的Winston Churchill。

普遍认为法国医生Pierre Fauchard（1678—1761）是"牙科之父"[2]，但大多数历史学家和牙医认为Greene Vardiman Black（1836—1915）博士是"现代牙科之父"[2,5-6]。牙科领域还有许多其他的先驱者，包括著名的苏格兰外科医生John Hunter，他是医学上精细观察和科学观察的早期倡导者。Hunter不仅与他以前的学生Edward Jenner（天花疫苗的先驱者）合作，同时他还涉足牙齿移植（失败），这可能是在Ambroise Paré（1510—1590）工作的基础之上进行的。Paré被认为是"现代外科之父"，也被认为是"牙科手术的义父（Foster Father of Dental Surgery）"。早在1564年，Paré就提出了牙齿移植。

尽管牙科的历史悠久，但最大的进步实际上只发生在20世纪下半叶，特别是在过去的50～60年里。许多影响已经将牙科从一种古老的准工艺转变为今天的循证医学。早期口腔医生的创新工作，与口腔医学、口腔外科

The ADA Practical Guide to Dental Implants, First Edition. Luigi O. Massa and J. Anthony von Fraunhofer.
© 2021 The American Dental Association. Published 2021 by John Wiley & Sons, Inc.

和口腔修复技术的进步，以及一系列惊人的科学和技术都推动了口腔科学和口腔生物材料的发展。表2.1显示大量的创新显著性地改变现代口腔科学，其中之一就是骨内种植体。

表2.1　口腔科和口腔护理方面的创新

丙烯酸酯类树脂
牙科粘接剂
空气涡轮手机
Bowen's的树脂
计算机辅助设计/计算机辅助制造（CAD/CAM）修复
钴铬铸造合金
复合修复材料
牙科美学
银汞合金
数字放射线检查
正畸托槽直接粘接法
电动高扭力/高速手机
牙髓根管治疗学
骨内种植体
含氟牙膏
玻璃离子
高强度牙科陶瓷
机械式电动牙刷
正颌手术
烤瓷熔附金属修复
银钯合金
光固化修复材料
氟化饮用水

　　基础科学、口腔生物材料和临床技术的进步巅峰聚焦体现在骨内种植体的发明上，这可能是有史以来最成功的口腔修复技术。在过去的15~20年里，几乎没有其他的口腔技术能达到种植牙的长期成功率。

修复缺失牙

　　Ambroise Paré、John Hunter等努力通过植入捐赠者健全的牙齿来修复缺失的牙齿，这是解决患者缺失牙齿需求的最初尝试。因此，在15世纪和16世纪，普通民众无法拥有义齿，只有非常富有的人才能使用移植的牙齿或当时基础的义齿。英国约克郡的Charles Allen，是第一本仅关于牙科的英文书的作者[7]，对牙齿移植非常不屑一顾。

　　患者们似乎接受了移植牙齿和移植技术耐用度的局限性，这可能与良好的宣传和推销有关。在18世纪晚期的欧洲大陆、英国甚至美国，这个技术几乎达到一种狂热。然而，在16世纪、17世纪和18世纪，贫民经常卖掉牙齿来赚点钱，维克多·雨果的《悲惨世界》（1852）中的女主角Fantine，为了生存被迫卖掉她的头发，然后是她的门牙，最后是她的"美德"。尽管牙齿移植成功率低，且人们对口腔卫生几乎毫不在意，但是牙齿移植一直延续到19世纪。事实上，美国内战从伤亡者中拔下的大量的牙齿会定期运到英国和欧洲，用于移植和制作义齿。

随着口腔学校的出现、专业标准的建立，公众认识到口腔医学、口腔保健和口腔卫生不仅对口腔健康有重要的作用，对全身健康也起到了重要的作用。然而，义齿尽管有着悠久的历史，现代全口义齿、固定局部义齿和可摘局部义齿也取得了显著的成功，但许多患者仍然不喜欢用义齿来维持咀嚼效率和面部美学。大部分口腔专业人士都认识到患者有无数的原因抱怨他们的义齿。许多主诉是由于义齿贴合不良、不舒适、固位不佳甚至疼痛，这些都是完全可以理解且是合理的，然而最普遍主诉则是口中"异物感"。另外，需要认真仔细地保持口腔卫生和清洁活动义齿，如果患者不是被强制要求，这通常被视为一个都不愿去做的事情。基于种种因素，种植牙对患者的吸引力日渐增长，因为它看上去是永久、无痛和"免维护"的。

牙种植体

全口义齿的一个主要问题，特别在下颌骨，是固位不良，常因为基底皮质骨上方剩余牙槽骨量不足进一步加重固位力不良。弹性基托、义齿稳固剂和其他固位辅助手段可以暂时缓解问题，但很少能"解决"固位或稳定性差的难题。后来，在20世纪70年代出现了临床解决方案，即骨膜下种植体，它是由一个金属支架组成，可以紧密贴合并直接放置在下颌上。

骨膜下种植体

骨膜下种植体的基本概念是全口义齿固位在通过黏膜穿出的基台上（图2.1）。因此，咀嚼和其他负荷力直接传递到支撑骨，而不是像传统的全口义齿那样传递到口腔黏膜。这种方法使外科医生能够修整剩余牙槽骨上的骨尖和骨突，用以确保铸造支架有好的贴合，同时也可以帮助减轻或消除最终制作的全口义齿的压痛。

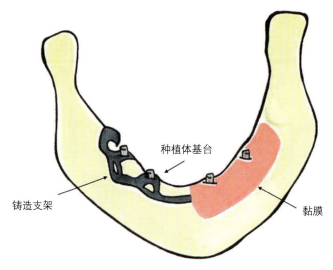

种植体基台

铸造支架

黏膜

图2.1 骨膜下种植体。

但是，植入骨膜下种植体是一个漫长而又复杂的过程。首先要翻开下颌黏骨膜，对暴露的骨面制取模型。然后在石膏模型上设计蜡型并用作钴铬铸造支架的模型。在接下来的程序中，再次翻开黏膜，将支架放置在暴露的骨面上，复位黏膜，待其愈合。愈合后，制作一个全口义齿并放置在穿出黏膜的基台上。骨膜下种植体主要有3种类型：全下颌、全上颌和单侧或单颗种植体。后者比全弓种植体更小，只有一个穿出的基台。终末端的基台对于无牙颌病例特别友好，可为游离缺损提供额外固位。

虽然骨膜下种植体是有效的，但整个手术过程漫长，给患者带来了极大的不适，并经常出现各种并发症[8-9]。此外，该手术需要外科医生、修复医生和技工室技术人员具备高超的技巧与良好的合作关系，以确保最佳的临床结果。注意护理的患者都具有良好的软组织覆盖率且无剩余牙槽骨，预后及短期成功率也会很好。

根管内种植体

曾经有许多年，最成熟和使用最久的种植体是根管骨内针状种植体，也被称为根内固定器，对于将松动牙齿锚定在颌骨上特别有用。牙齿松动的原因有很多，包括不利的冠根比、牙龈和牙槽骨萎缩、磨牙症和不平衡的咬合。

这种方法的基础是将一根针通过根管插入到下方的颌骨使其锚定在颌骨上，但上端突出到口腔内，在其上制作一个冠或可摘局部义齿[10]。

通常，针的根端没有穿透下颌骨的皮质层或上颌骨窦底或鼻底。根管内种植体的适应证包括根折的治疗、牙根内吸收或外吸收，以及要求对固定局部义齿或可摘局部义齿基台提供更好的支持和稳定时。

由于骨内种植体的出现，虽然使根管骨内针状种植体在临床不常被使用，但它们是成功的，依据正确的临床流程[11]，禁忌证很少。

骨内种植体

骨内种植体，也被称为骨内膜种植体，自20世纪60年代[12]以来一直在临床使用。骨内种植体有4种主要类型，即针状、螺纹柱状、叶状和螺纹锥状。抛开种植体设计，骨内种植体都可以用在有足够健康骨的缺牙区。种植体使用的选择标准将在本书的后面章节中讨论。

第一个成功的骨内种植体是Formiggini螺纹柱状种植体，随后是Cherchève螺纹柱状种植体。前者从1947年开始，后者从20世纪60年代至1970年[4,12]。Cherchève种植体是由双空心螺旋结构安装在一个方形桩上组成，是最复杂和成功的种植体。用环钻在颌骨上制备空腔后，将种植体植入在牙槽嵴下，柄或基台穿出到口腔内，并在此结构上修复最终义齿。早期种植体的瓶颈是在骨内钻孔后，种植体的上部基台结构会与软组织、硬组织之间形成间隙或空腔，这在临床上可能存在一些问题。

在20世纪60年代末和20世纪70年代初，许多工作人员对螺纹状种植体进行了改进。主要包括自攻（self-tapping）螺纹状种植体，通常在螺纹部分下方留有一个孔以允许纤维组织长入，并希望骨组织通过该孔生长来促进固位。许多螺纹状种植体是成功的，大量的出现失败是由于组织干扰、感染和上皮向下生长阻止了种植体的充分固位甚至导致完全脱落。通常，骨黏附不良的种植体会产生稳定性的问题。

螺纹状骨内种植体的另一种变化方法是同一时期的"三足针"概念。本质上，薄钽针以约120°的角度插入骨内，并用丙烯酸树脂将针暴露的末端粘合在一起（图2.2）。

植入的三足系统可以被用作桥基台或支持单颗修复体。虽然针状种植体有一定的应用，但它们不具备长期的稳定性，通常不能自我支持，随着时间的推移，针常容易移动或脱落。

骨内种植体的主要发展是由Linkow在1968年设计的叶状或带孔叶状种植体，随后由Linkow和其他人在1970—1971年[12-14]进行了改良。叶状种植

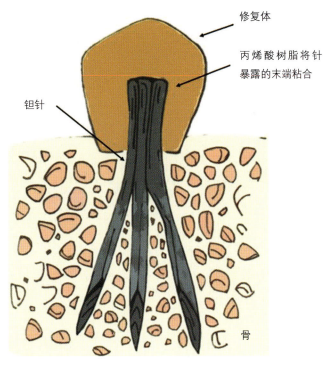

修复体

丙烯酸树脂将针
暴露的末端粘合

钽针

骨

图2.2　三足针概念示意图。

体最初设计用于刃状牙槽嵴的区域，与螺纹状种植体相反的骨条件。只要有足够的剩余牙槽骨，这些种植体几乎可以用于所有的上颌和下颌的缺牙区域。种植体的近远中尺寸大于它的垂直高度，所以该设计兼具最大稳定性，特别是对抗侧向力，也降低了对下方组织和结构造成影响的可能。

　　临床上，骨常通过叶状种植体的孔隙生长，因此早期成功率较高，但长期的预后较差，特别是在上颌的植入中。很多问题与叶状种植体本身有关，特别是当用于支持单冠时，难以实现理想的冠与牙龈的关系。有一些问题跟薄的牙槽嵴有关，发生任何的骨破坏都可能导致种植失败。显然，单侧下颌游离端基托的稳定性虽然存在问题，但使用叶状种植体来支撑义齿基底也同样存在一些问题。

　　现代螺纹状种植体源自意大利的Stefano Tramonte[15]和瑞典的Per-Ingvar Brånemark[16-17]的开创性工作，他们两人都主张使用钛种植体。

　　钛优异的物理性能和优异的生物相容性使其被应用。特别是，Brånemark描述了临床观察到的骨与钛的紧密附着和黏附，即骨结合。从那时起，各种各样的螺纹状种植体或根状种植体进入临床应用（图2.3和图

2.4），它们取得了显著的临床成功，现在被认为是口腔修复设备的重要组成部分。然而，口腔种植体的临床成功还需要良好的临床技术、准确的植入、认真的患者选择和良好的骨质量（见本书的后几章）。

对于在口腔内的任何金属而言，最重要的是耐腐蚀性和机械强度。因此，绝大多数的现代牙科种植体都是由钛及其合金制造的，特别是Ti–6Al–

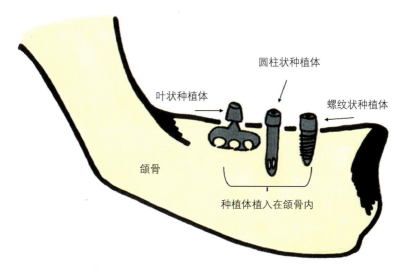

图2.3　不同类型的种植体。

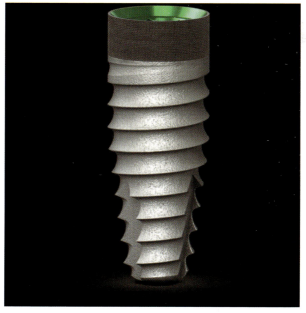

图2.4　现代螺纹状种植体（Source: Courtesy of Biohorizons）。

4V，即所谓的6-4合金，工业纯钛（CPT）和合金，例如Ti-13Cu-4.5Ni也已经得到了分析评估。大多数种植体都是采用粉末冶金技术制造的，通常是热等静压（Hot Isostatic Pressing，HIP）技术。

通过种植体螺纹的设计，为种植体表面提供微结构，并在表面进行羟基磷灰石涂层等技术后，骨与种植体骨结合的有效性和速率得到了提高。最近，一种新的口腔种植学方法是在种植体表面覆盖一层纳米厚含双膦酸盐药物的蛋白质。动物研究表明，种植体周骨变得密度更高、更坚固，确保了种植体-组织界面更持久耐用。

参考文献

[1] Wynbrandt, J. (2000). *The Excruciating History of Dentistry*. New York: St. Martin's Griffin.

[2] Woodforde, J. (1968). *The Strange Story of False Teeth*. London: Routledge & Kegan Paul.

[3] James, P. and Thorpe, N. (2015). *Ancient Inventions*. New York: Ballantine Books.

[4] Abraham, C.M. (2014). A brief historical perspective on dental implants, their surface coatings and treatments. *Open Dent. J.* 8: 50–55.

[5] Wolff, M.S., Allen, K., and Kaim, J. (2007). A 100-year journey from GV Black to minimal surgical intervention. *Compend. Contin. Educ. Dent.* 28 (3): 130–134.

[6] Jain, S. and Jain, H. (2017). Legendary Hero: Dr. G.V. Black (1836–1915). *Clin. Diagn. Res.* 11 (5): ZB01–ZB04.

[7] Allen, C. (1685). *The Operator for the Teeth*. John White: York.

[8] Obwegeser, H.L. (1959). Experiences with subperiosteal implants. *Oral Surg. Oral Med. Oral Pathol.* 12 (7): 777–786.

[9] Schou, S., Pallesen, L., Hjørting-Hansen, E. et al. (2000). A 41-year history of a mandibular subperiosteal implant. *Clin. Oral Implants Res.* 11 (2): 171–178.

[10] Orlay, H. (1960). Endodontic splinting treatment in periodontal disease. *Br. Dent. J.* 108: 118–121.

[11] Gutmann, J.L. and Levermann, V.M. (2013). Endodontic endosseous implants (diodontic or through the tooth implants). *ENDO (Lond. Engl.)* 7 (4): 299–304.

[12] von Fraunhofer, J.A. (1975). Oral implants. In: *Scientific Aspects of Dental Materials* (ed. J.A. von Fraunhofer). London: Butterworths.

[13] Linkow, L.I. (1970). Endosseous blade-vent implants: a two-year report. *J. Prosth. Dent.* 23 (4): 441–448.

[14] Linkow, L.I., Weiss, C.M. and Weiss, L.B. et al. (1973). Oral Implant, USP 3,729,825. 1 May 1973.

[15] Pasqualini, M.E., Tramonte, S.U., and Linkow, L.I. (2016). Half a century of function a retrospective analysis of Tramonte endosteal screw dental implants that lasted 50 and 36 years. A case report. *J. Dental Oral Health* 2 (7): 051–058.

[16] Moberg, L.E., Sagulin, G.-B., Per-Åke Köndell, P.-A. et al. (2001). Brånemark System® and ITI Dental Implant System® for treatment of mandibular edentulism. A comparative randomized study: 3-year follow-up. *Clin. Oral Implants Res.* 12: 450–461.

[17] Maló, P., Rangert, B., and Nobre, M. (2003). Implants for completely edentulous mandibles: a retrospective clinical study. *Clin. Implant Dent. Relat. Res.* 5 (Suppl.1): 2–9.

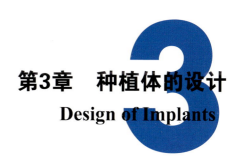

第3章　种植体的设计
Design of Implants

现代的骨内种植体是由瑞典整形外科医生Per-Ingvar Brånemark在1969年发明的。Brånemark的观念是将一个圆柱状种植体植入在颌骨中，并让其与骨结合几个月的时间，用来代替缺失牙齿的牙根。在骨结合完成后，根状种植体作为基底来支持修复体或其他的义齿，值得一提的是，起初的Brånemark系统是为无牙颌设计，而非单颗修复[1-3]。因为种植体与颌骨的结合，使它非常稳定，仿真天然牙根，所支持的修复体可以独立修复。

如前几章所讨论，骨结合受许多因素的影响——患者的骨质、是否存在感染（例如，种植体周炎）、外部负荷模式的类型及大小、种植体的设计、外科手术流程甚至是种植体与基台、修复体之间的磨损。其中的任何一个因素单独或与其他因素结合，都会增加骨结合的失败率。反之而言，骨与种植体之间的骨结合不理想或不完美，都可能导致种植体丧失。

大多数口腔种植体由钛或钛合金制作加工而成，如第2章所述，许多其他的材料在过去也曾被评估是否可用作种植体的材料。钛和钛合金的主要优势是在化学上几乎是惰性的，有很高的强度并具有生物相容性。正是后面这种特性使它们能够与骨进行结合而不被身体识别为异物。

如今，绝大多数种植体支持的修复体可以替代单颗牙缺失或多颗牙缺失；在后一种情况下，最终的义齿类似于一个固定桥（见第4章）。种植体用于全牙列的修复也逐渐增多。

The ADA Practical Guide to Dental Implants, First Edition. Luigi O. Massa and J. Anthony von Fraunhofer.
© 2021 The American Dental Association. Published 2021 by John Wiley & Sons, Inc.

骨内种植体

图3.1展示了骨内种植体、基台和修复体的基本设计，图3.2展示了种植体的预期功能。

种植体的体部，可以理解为固定装置，是植入骨内的部分并与骨结合。种植体的上部（冠部）为颈圈或冠方部分，由平台或基台接口覆盖。

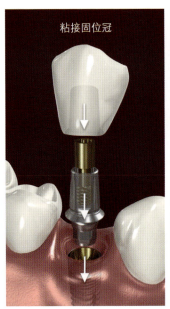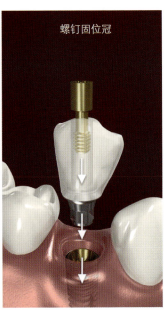

图3.1 种植体、基台和修复体的基本设计。

种植体体部及表面

骨结合后的骨内种植体的功能是将义齿上的咬合力及咀嚼力转移到它周围的生物组织上。

因此，它的主要功能性目标是通过分散和分配被施加的力来处理生物力学负荷，从而使种植体支持的义齿功能得到充分利用。

实现这一目标取决于3个因素：

- 与周围骨成功骨结合
- 外力的性质、大小和方向
- 种植体/骨界面受力的表面积分布

种植体的圆柱体体部可以是光滑的、螺纹的、空心的或有孔的。在加

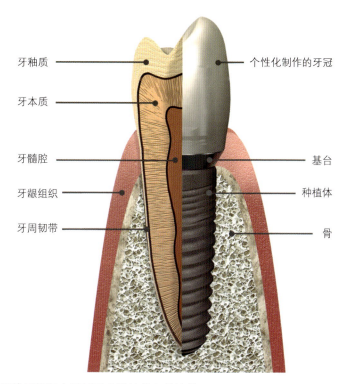

牙釉质 ——————— 个性化制作的牙冠

牙本质 ———————

牙髓腔 ——————— 基台

牙龈组织 ——————— 种植体

牙周韧带 ——————— 骨

图3.2　天然牙根和人工牙根（种植体）的比较。

压（咀嚼）负荷下，光滑（无螺纹）圆柱状种植体可能在种植体/骨界面处受到剪切力。为了减轻这种力，必须将种植表面进行处理，以获取有效和稳固的骨结合。这种表面处理包括提供微固位特性［例如，表面粗糙化、羟基磷灰石（HA）涂层与钛等离子喷涂］。微固位表面处理对圆柱状种植体平面以及更常见的螺纹状种植体都很重要。

Brånemark等通过对骨结合的进一步研究，提出为种植体表面增加螺纹[4]。这项研究表明活性骨会顺应种植体形状改建成螺旋状，与种植体建立功能性接触。因此，解决界面应力问题最常见的方法是在种植体表面增加螺纹并使用锥状种植体。然而，应该注意的是，种植体虽然通常是螺纹状圆锥体，但它们并不是"拧入"骨中，而是依靠固定器固定在预先钻好的洞或窝洞中。

许多螺纹设计或形状用于口腔种植体（图3.3）。

每种形状都有一定的优点和/或设计用途（表3.1），每个制造商都有自己的首选螺纹类型（表3.2）。但是，V形螺纹在口腔种植体中并不常见。

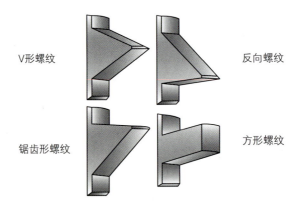

V形螺纹　　　　　　　　　　　　反向螺纹

锯齿形螺纹　　　　　　　　　　方形螺纹

图3.3　螺纹设计。

表3.1　螺纹的设计用途

螺纹类型	设计用途
方形	提供最佳表面积将压力负荷传递到骨/种植体界面
锯齿形	最佳抗拔（拉伸）和/或抗压力
反锯齿形	更好的抗拔出（拉伸）力
V形	标准（通用）螺纹类型

表3.2　各种种植体制造商使用的螺纹类型

螺纹类型	制造商
方形	Brånemark
V形螺纹	Brånemark System（Nobel Biocare） Screw–vent（Zimmer Dental） Certain（Biomet 3）
锯齿形	Inclusine tapered implant（Glidewell Laboratories） Straumann Standard（Straumann USA）
反锯齿形	NobelReplace（Nobel Biocare）

　　制造商通常会标明他们种植体所使用的螺纹特性（图3.4）。螺距是每英寸的螺纹数（TPI），用于单直径圆柱体；细螺距螺纹的TPI大于粗螺距螺纹。螺纹角度表示螺纹的陡度（即"锐度"），而螺纹深度是螺钉柄上方的单个螺纹的高度。越锋利的螺纹，角度越小，而较大的螺纹角度有助于促进骨扩张以获得更好的种植体稳定性。更大的螺纹深度和更粗螺距的螺纹设计常用来确保种植体与致密骨窝有更好的骨结合。

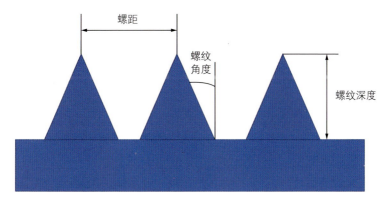

图3.4 螺纹特性。

需要指出的是一些种植体确实包含"自攻"螺纹，但目前尚不清楚该方法是否会改变骨附着和骨结合。但是，种植体的"自攻丝"凹槽设计可以简化手术过程。此外，使用自攻种植体确实降低了骨预备窝洞时的产热灼伤或其他损伤的风险。在使用较长的种植体时，手术备洞的过程中是否可做到充分和有效的深层冲洗是不可预测的。

一些制造商还制作带有垂直凹槽和横向孔洞作为提高种植体稳定性的附加方法。沟槽和/或孔洞的存在使骨可以向内生长，进而防止了种植体旋转。

如前所述，种植体的设计和制造的另一个进展是改良种植体表面以改善骨结合和稳定性，增强骨结合的长久性。临床研究表明粗糙表面比机械光滑表面实现了更好的骨结合，同时也提供了更好的抗扭矩性。另外，有迹象表明种植体靠近冠方的粗糙表面利于细菌滋生，诱发细菌相关种植体周炎从而导致长期种植失败。

更近期的文献表明，酸蚀表面可能是目前最理想的表面粗糙度。改善的骨结合归因于酸蚀表面提供了更多的真实表面积和更大的表面轮廓，便于骨的接触和结合。并且，酸蚀表面和光滑表面不利于细菌的定植和污染[5]。

另外，一些制造商在种植体表面涂覆HA以促进新骨生长。理论上，这种表面涂层应该能够促进骨结合，因为它们提供了更湿润的表面和更紧密的骨细胞黏附。HA涂层也被认为可以加速初期的骨结合，当在密度较低的骨内种植时，通过这种表面处理应可以改善种植体的术后稳定性。有分析表明，HA涂层的种植体存留率与未涂层钛种植体的存留率相似。HA涂层的吸收（或分解）不会影响种植体的长期存留率[6]。最后，大多数种植体的根尖区都是圆形的，以便于行上颌窦底提升术。

微型牙种植体

种植体设计的另一项创新是微型牙种植体。剩余牙槽骨的质和量决定了是否可以植入常规直径种植体（通常最小的平台直径为3mm）。然而，牙槽嵴宽度＜4mm，是常规直径的种植体选择的禁忌证，因为这会增加种植体暴露的风险。另外，在邻牙牙根之间的空间特别局限时，即使可以考虑选择常规直径种植体，也不是适应证，因为这样会增加邻牙牙周韧带损伤的风险。

想要增加骨量，可以通过骨移植、牵张成骨或正畸治疗的方式，进而解决种植体直径上的限制问题。这些程序可能有效的；然而，在空间局限的情况下，这些方式不仅可能会增加患者的费用，还可能会有不可预测的骨吸收、再生性屏障膜的暴露、延长治疗时间等风险。所以，一些患者拒绝接受此类治疗是可以理解的，微型牙种植体这时成为一种可行的治疗选择。

在骨量非理想的情况下，窄径种植体、短种植体是一个好的治疗方案选择。骨宽度受限的区域通常包括严重吸收的下颌骨嵴和近远中空间狭窄的中切牙/侧切牙。因此，许多研究报告称使用窄径种植体来解决非理想的临床情况[7]，单独应用或者与多种外科技术相结合，例如同种异体骨移植或引导骨再生手术。在前牙区天然牙之间剩余间隙过小，存在局限性窄的骨缺损时，窄径种植体是一个有效的解决方案[8]。同样，当上颌骨无牙颌由于骨吸收影响无法植入标准直径的种植体时，建议用窄直径钛锆（Ti-Zr）合金种植体支持上颌的覆盖义齿，拥有卓越的机械性能属性的Ti-Zr合金和与Ti相比，具有明显的优势[9]。

尽管某些情况下它们具有毋庸置疑的临床优势，但在临床使用窄直径种植体时，适应证应限制在低应力区，即承受较低咀嚼负荷的区域。

种植体颈部

骨内种植体的颈部是靠近冠方的部分，用于固定基台。它是在牙槽嵴处种植体的体部和穿骨区之间的过渡区，包括种植体颈部和种植体基台界面。颈部通常是光滑的，其直径从基台界面向下到种植体体部逐渐增大。

这种颈部呈斜坡型设计是为了防止或至少减少牙龈萎缩。如果发生种植体暴露，其颈部斜坡可进行修复体的边缘位置的调整，以改善最终美学效果。

种植体的颈部在过去几年中已有明显的演变。对于原始的骨内根状种植体，整体都是用钛或钛合金加工而成。随着表面纹理的出现，人们认为种植体的颈圈也应该经机械加工和纹理处理，以使牙周组织可以适应它。然而，在大多数情况下，骨退回到粗糙与平滑区域的交界区。

最近，人们更加意识到如果将种植体的颈部与其他部分保持同一质地，更有利于理想的骨保存。在许多种植体设计中，颈圈和种植体体部之间的区域可能有微螺纹或圆形凹槽，这些特征可增加种体植-骨的接触面积，以改善种植体颈部的骨结合，进而提高修复体和种植体对侧向力的抵抗。

基台连接

基台是种植系统的一部分，用于支持和固定修复体或种植体的上部结构。基台分为三大类：

- 螺钉固位
- 粘接固位
- 附件

基台有直基台或角度基台，这取决于最终的修复体或上部结构。

然而，应该说明的是，口腔种植系统可分为两种类型，即一段式和两段式种植系统。一段式系统是单一单元设计，种植体与基台融合在一起。

一段式系统尽管有一些优势，例如可以在缺牙区即可修复。但是一段式种植系统的主要缺点是，基台的外露于牙龈上方容易导致种植失败，原因是基台在骨结合完成之前受到了早期负荷。

相比之下，两段式种植系统，种植体和基台是独立分开的。在外科手术（备洞术）过程中，种植体可以在骨愈合过程中完全埋入骨下。因此，避免或防止种植体的早期负荷，更有利于实现常规的骨愈合和骨结合。尽管如此，两段式种植系统的骨结合更有可预期性，但也可能出现并发症。由于两段式种植系统的基台和种植体是独立的，基台必须通过中央螺钉固定在种植体上。当种植体进行负荷时，中央螺钉的固定变得非常重要。

在负荷作用下，中央螺钉和基台本身承受着高的应力，这可能导致中央螺钉和基台的松动。当种植系统处于负荷状态时，种植体和基台之间可能会产生微间隙，这是由于两部件之间的滑动和形变导致的。在种植体–基台接触面的任何微间隙都会促使细菌的聚集，造成感染。

　　显然，为了消除或至少减少因种植体与基台连接处的松动引起的不利影响，抗旋、精确啮合结构是最理想的结构，尤其是单颗牙种植体。在早期的种植体系统中，外六角连接设计可以满足以上条件，但目前种植体制造商更偏好于内连接。

　　这种连接主要有3个优点，即更高的稳定性、螺钉松动发生率的降低和种植体维护的简化。此外，内连接比外六角深，可确保种植体与基台的锁结深度更大，起到更好的啮合作用及更佳的固位效果。但是，因为中央螺钉限制了基台移动，在负荷作用下，随着种植体直径的增加，仍可能发生中央螺钉断裂甚至是基台断裂。出现这种情况的原因是，在不同接触条件下，种植体的直径会影响种植系统中不同部位最大应力的分布。基于此，大多数制造商采用了统一直径的基台。这简化了手术过程，减少了手术时间，可以适配不同直径的种植体，但中央螺钉仍可能出现松动，发生变形和断裂。事实上，众所周知，种植体或基台也可因内连接缘故出现断裂。这些事情的发生取决于负荷条件，即使种植体和牙槽骨已建立良好的骨结合。

　　为了克服两段式种植体系统可能出现的并发症（例如，潜在的微渗漏），一些种植体公司将种植体与基台的内连接改为莫氏锥度连接。莫氏锥度[1]设计在基台和种植体上分别使用内六角和内八角。这种设计是通过冷焊[2]及过盈配合效应来增加组件之间的摩擦力。如今，种植体制造商已普遍使用莫氏锥度和中央螺钉固位来改进基台与种植体的锁定。

　　综上所述，设计的改进是为了获得更好的稳定性，以及尽量减少种植体–基台界面处的微间隙与微渗漏。莫氏锥度的内连接，可以在负荷时通过限制种植体基台的移动来预防中央螺钉的断裂。统一直径的基台在随着种植体直径的增加，会发生基台折断和螺钉松动。如果在种植系统中发生折断，将是一个严重的问题，因为基台和/或中央螺钉折断不仅会导致基台损坏，同时也会使种植体变形。无论哪种情况下，取出种植系统中断裂的部分都是很困难的，在取出折断的基台或者螺钉的过程中可能会造成种植体的损坏。

　　最后要考虑的是，在种植治疗期间唾液和血液等对种植体表面涂层的污染，这会改变种植体和配件之间的摩擦系数。相应，这也会通过对预负荷摩擦力、剩余扭矩以及移除扭矩的影响形成对中央螺钉松动的阻力。

尽管基台螺钉的移除扭矩小于种植体植入扭矩，但是摩擦系数的减小增加了剩余扭矩和预负荷。另外，拧松和移除扭矩将会降低。最终的结果是如果摩擦系数减小，则会因为剩余扭矩的增加，使对抗螺钉松动的阻力增加。这结论建议医生，在口内安装基台螺钉时，可适当使用具有生物相容性的润滑剂。为了减少被污染物腐蚀的风险，建议使用镀金螺钉而不是无涂层螺钉。

总结

与Brånemark基础的设计相比，种植体支持的修复体种类的持续增多，促使了新种植体设计和不同基台连接的持续更新。因此，当前（和未来）口腔种植体优先增强多功能性和灵活性。这种趋势的结果之一是一体式种植体因为应用的局限性，通常被认为是临床禁忌证。相比之下，潜入式两段式种植体用途广泛，适用性强，因为基台可根据应用的情况进行选择。

另一个因素是，种植体的选择必须同时适合当前和未来的使用，包括当患者的需求出现变化时，其他因素会影响牙列。年轻的患者更是如此，因为种植体可能在患者几十年的生命中会长期使用，但随着患者年龄的增长，对种植体的临床需求可能会发生变化。例如，在后期更换基台会让它与种植体的连接更有利，但义齿的类型也会相应地改变。一段式种植体不具备这样的灵活性，但两段式种植体可以实现。显然，拔除骨结合良好但不满意或未达到预期要求的种植体，对于牙医来说是个棘手的问题，应该尽量避免。

注释

1. 莫氏锥度：是由Stephen A. Morse在1864年发明，是连接两个旋转机械部件的一种方法。其基本原理是一个锥体锁定在另一个锥体中。一个圆锥（称之为公锥）与另一个相匹配的空心圆锥（称之为母锥）产生机械锁结作用。公锥与母锥锥度均一，当通过敲击使母锥与公锥连接后，两者紧密接触，公锥会对母锥的接触界面产生挤压。材料内部产生的应力使两个配件牢牢固定在一起。莫氏锥度也常用于骨科植入物。

2. 冷焊：是一种粘合过程，其中两个固体在并未给予实施外部加热的情况下，被高压强制连接成一体。

参考文献

[1] Brånemark, P.I., Adell, R., Breine, U. et al. (1969). Intra-osseous anchorage of dental prostheses: I. Experimental studies. *Scand. J. Plast. Reconstr. Surg.* 3: 81–100.

[2] Moberg, L.E., Sagulin, G.-B., Per-Åke Köndell, P.-A. et al. (2001). Brånemark System® and ITI Dental Implant System® for treatment of mandibular edentulism. A comparative randomized study: 3-year follow-up. *Clin. Oral Implants Res.* 12: 450–461.

[3] Maló, P., Rangert, B., and Nobre, M. (2003). Implants for completely edentulous mandibles: a retrospective clinical study. *Clin. Implant Dent. Relat. Res.* 5 (Suppl.1): 2–9.

[4] Albrektsson, T., Brånemark, P.I., Hansson, H.A., and Lindström, J. (1981). Osseointegrated titanium implants. Requirements for ensuring a long-lasting, direct bone-to-implant anchorage in man. *Acta Orthop. Scand.* 52: 155–170.

[5] Quirynen, M., De Soete, M., and van Steenberghe, D. (2002). Infectious risks for oral implants: a review of the literature. *Clin. Oral Implants Res.* 13: 1–19.

[6] Lee, J.J., Rouhfar, L., and Beirne, O.R. (2000). Survival of hydroxyapatite-coated implants: a meta-analytic review. *J. Oral Maxillofac. Surg.* 58 (12): 1372–1379.

[7] André, A., Moustapha, S., Marwan, D. et al. (2015). Use of narrow-diameter implants in the posterior jaw: a systematic review. *Implant Dent.* 24 (3): 294–306.

[8] Maiorana, C., King, P., Quaas, S. et al. (2015). Clinical and radiographic evaluation of early loaded narrow-diameter implants: 3 years follow-up. *Clin. Oral Implants Res.* 26: 77–82.

[9] Cordaro, L., Torsello, F., di Torresanto, V. et al. (2013). Rehabilitation of an edentulous atrophic maxilla with four unsplinted narrow diameter titanium-zirconium implants supporting an overdenture. *Quintessence Int.* 44 (1): 37–43.

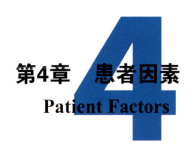

第4章 患者因素
Patient Factors

牙科学校教育的一个基本原则是，全身健康和口腔健康都是进行任何外科手术时必须考虑的重要因素。该原则涵盖了几乎所有牙科手术，因为拔牙、牙体预备、牙龈切除术、洁牙和抛光、根面平整和牙周深度探查等治疗本质上都是属于侵入性和外科性质手术。显然，位点预备和种植牙必须被视为外科手术。

全身和口腔健康与种植

许多全身状况历来被认为是种植牙成功或失败的重要因素（表4.1）。

然而，临床研究表明，大多数全身性疾病或病症是不会显著性增加种植骨结合失败风险的。但也有例外，对于被诊断患有类风湿关节炎和糖尿病的患者来说，种植是有可能失败的，这两种疾病都会导致身体愈合速度变慢，感染风险增高，并且可能会影响骨结合。

使用某些药物，会使骨结合较差进而导致种植手术失败[1]。最近的研究表明，用于治疗胃酸相关疾病的质子泵抑制剂（PPI）可能会影响骨再生和骨结合的过程，增加骨代谢恶化和骨愈合受损的风险[2]。同样，据报道，使用选择性血清素再摄取抑制剂（SSRI）的患者，发生早期种植体失败的可能性是非使用者的3倍[3]。尽管这些发现没有达到统计学意义，但它们确实表明，SSRI可能导致骨结合失败率的增加。

The ADA Practical Guide to Dental Implants, First Edition. Luigi O. Massa and J. Anthony von Fraunhofer.
© 2021 The American Dental Association. Published 2021 by John Wiley & Sons, Inc.

表4.1 对种植产生不利影响的全身健康状况

化疗
糖尿病
血友病
免疫系统疾病
狼疮和扁平苔藓
吸收不良综合征
骨质疏松症和骨质减少
佩吉特病
真性红细胞增多症
长期双膦酸盐治疗
头颈癌的放射治疗
类风湿关节炎（RA）
Sjögren综合征
不受控制的糖尿病
不受控制的高血压

虽然共识表明，全身性疾病不应该成为影响患者选择种植牙的难题，但有一些证据表明糖尿病的存在确实会对种植牙的效果产生不利影响[4]。因此，牙医应建议有医疗问题的患者在进行任何牙科手术之前都应该咨询他们的医生，如果仍存在疑问，牙医应在进行任何手术之前亲自咨询该医生。对于服用血液稀释剂和患有高血压的患者尤其如此。

患有血液病、血友病[1]和真性红细胞增多症[2]以及心脏病或已接受动脉支架的患者，在选择种植治疗时应全程关注。对于真性红细胞增多症患者（即男性红细胞比容 > 45，女性 > 42），通常会使用抗凝血（抗血小板）药物，例如羟基脲（Hydrea®）、阿司匹林和双嘧达莫（Persantine®）。血液稀释剂通常在心脏病患者中，用来预防中风和心脏病发作，治疗和预防血栓；这些药物包括阿司匹林、氯吡格雷（Plavix®）、阿哌沙班（Eliquis®）、华法林（Coumadin®）、利伐沙班（Xarelto®）和达比加群（Pradaxa®）。接受支架的患者也会在短期使用血液稀释剂。对于正处于以上情况或正在服用这些药物的患者，做任何外科手术之前都必须谨慎，包括种植体的位点预备。

关于双膦酸盐治疗对种植体成功率影响的关注是显而易见的。双膦酸盐是减缓或防止骨质流失的药物，被推荐用来强化骨骼。它们是骨质疏松症和佩吉特病的首选治疗方法，也是治疗高钙血症和高钾血症的方法，例如提升某些癌症患者体内的钙离子和钾离子水平。

双膦酸盐的治疗作用是抑制破骨细胞活性和促进更有效的成骨细胞活性。尽管双膦酸盐最佳治疗周期尚不清楚，但大多效果发生在治疗的前5年内。然而，据报道长期双膦酸盐治疗会导致非典型股骨骨折，颌骨坏死及食管癌。因此，应该每3~5年进行双膦酸盐治疗的疗效评估，牙医在考虑为正在接受双膦酸盐治疗的患者种植牙时，需要谨慎。

可能影响种植牙成功率的口腔健康因素和条件，见表4.2。我们认为种植失败的主要可能影响因素是未处理的龋齿或感染、某些全身性疾病、吸烟、高龄、慢性牙周炎和差的骨质。在这些口腔健康因素中，最重要的是感染和骨质。

表4.2 影响种植牙成功率的口腔健康因素和条件

植入位点的骨质和可用性
牙周疾病
感染
猖獗龋
种植位点邻近存在病灶（例如，囊肿）
在因感染或牙周病拔除的牙齿位点做即刻种植
口腔卫生差
患者年龄和性别
全身性或颌骨骨质疏松症

然而，正如后面章节所讨论的，种植成功或失败的临床预期因素可以包括种植体位置、短种植体、非正中负荷、种植体数量不足、异常功能习惯以及种植体与硬组织、软组织的结合丧失。不适当的义齿设计也可能导致种植失败。

感染

任何口腔感染都可能导致种植牙出现问题，表4.3中指出了最受关注的一些情况。

表4.3 对种植牙有害的口腔感染

植入位点或邻近位点的异常生理情况
感染的拔牙窝
急性或慢性牙周炎
植入在未确诊的牙髓病变累及牙齿的相邻位点

临床医生必须警惕细菌感染，特别是根尖病变、牙周病和龋齿，所有这些都必须在进行任何种植手术程序之前解决。种植失败或骨结合不良是可以避免的，但种植体植入在已有病变的邻近区域（例如，囊肿），或当相邻牙存在猖獗龋或牙周（慢性或急性）疾病时，预后就会受到影响。因此，虽然据报道种植体周黏膜炎的发病率 > 50%，种植体周炎的发病率 > 12%，但确认的种植体感染率 ≤ 2.1%[5]。同样，如果在进行了适当的抗菌治疗且骨丧失不太严重情况下，保持良好的口腔卫生，存在感染或牙周病时，种植牙也依然可以保持功能[6]。

临床研究表明，预防性使用抗生素可显著降低常规情况下种植失败的发生率[7]。此外，术前使用抗生素的患者，与术前和术后都使用抗生素的患者相比，在种植牙失败和感染方面没有差异。然而，一些研究表明，抗生素治疗可能对早期种植失败没有作用。

口腔卫生差是给临床医生的一个重要的预警信号，因为除非患者非常注意口腔卫生，每天非常认真地刷牙和使用牙线，不然牙龈炎和牙周病在种植体植入后很容易复发。植入种植体后的骨结合不佳与不良的牙周状况有关。

值得一提的是，近年来口腔念珠菌病（鹅口疮）的患病率较高。如今，尽管白色念珠菌通常存在于口腔中，但与以前最常见于婴儿、老年人和免疫系统受损的患者相比，在普通人群中也变得越来越多见。有报道表明，导致口腔念珠菌病发病率增加的一个可能的原因是，更多地使用含过氧化物的牙膏和家用牙齿漂白系统。但也有研究表明，这些牙齿漂白剂具有抗菌特性[8]，许多具有细胞毒性[9]。还应注意的是，虽然白色念珠菌非常可能产生定植，但是否会对种植体产生不利影响尚不确定。

骨质

种植失败的风险因素有很多[10]，其中包括骨质差、慢性牙周炎、某些全身性疾病、吸烟和未处理的龋齿或感染。正如将要在后面章节中所讨论的，种植成功或失败的临床预测因素包括种植体位置、短种植体、非正中负荷、种植体数量不足、异常功能习惯以及种植体与硬组织、软组织的结合丧失。不适当的修复设计也可能导致种植体失败。然而，在感染后骨质是影响种植体成功和失败的最重要因素。

骨质可归类为4种类型（表4.4）。

表4.4　骨类型

骨类型	特征
Ⅰ型	整个颌骨由均质致密的骨组成
Ⅱ型	厚的皮质骨包绕中心区致密的骨小梁
Ⅲ型	薄层皮质骨包绕中心区致密的骨小梁
Ⅳ型	薄层皮质骨包绕中心区低密度的骨小梁

通常，种植体的潜在成功率在很大程度上取决于植入位点的骨质（图4.1）。

理想情况下，如果想要获得最高的成功率，患者应该是Ⅰ型骨或Ⅱ型骨。Ⅲ型或Ⅳ型骨不太可能成为种植牙的良好候选骨质类型，见表4.2和图4.1。显然，患有骨质疏松症的患者种植失败的风险更大。

因外伤或牙齿劈裂造成牙齿被拔除时，选择即刻种植是合理的，这时的拔牙位点有良好或令人满意的骨质与骨量（图4.2a，b）。在这种情况下，即刻种植相对简单。

骨质的评估和确定，以及在拔牙后愈合位点种植体和位点即刻种植（新鲜拔牙）时需要考虑的因素，将在后续章节中讨论。

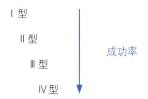

图4.1　骨类型对种植成功率的影响。

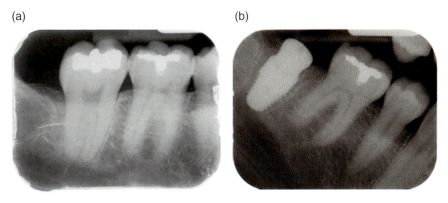

图4.2　（a）47因纵折要求拔除。（b）拔除47后的即刻种植。

临床研究表明，许多患者因素，例如年龄、性别、体重指数（BMI）、植入位点甚至吸烟，对种植体的存留率几乎没有明显影响。然而应该注意的是，颌骨的条件是与年龄和特殊位点相关的，虽然年龄的增加不会显著影响骨结合的临床潜力。种植体周围牙槽骨吸收率显然也不受患者年龄的影响或决定。另外，颌骨位点与骨结合潜力有关，这种整合在下颌比上颌更容易成功。

骨结合潜力的差异可能与骨质和骨量有关，上颌比下颌骨的位点要差。但临床报告表明，如果有足够的骨量来容纳种植体，即使是那些骨小梁密度低的上颌位点，也可以实现高的种植成功率。已经提到的诸多因素的观察结果都是基于短期循证，从长远来看可能存在疑问。

尽管种植体周围的牙槽骨骨吸收率通常较低且可能不具备位点特异性，但有一些证据指出，把种植体植入在平齐牙槽嵴水平的位置时，经过1年的随访，显示出更好的种植体周围骨的稳定[11]。虽然种植体周围的牙槽嵴骨吸收率通常较低且可能不具备位点特异性，但在术前吸收较少且缺牙时间较短的位点，吸收率可能较高[12]，同时可能危及种植的长期效果。因此我们认为，即使对与龋齿、牙周病或牙髓感染无关的牙齿拔除，也应鼓励拔牙后至少愈合6个月，以稳定和巩固种植位点的骨改建。

如果预想的种植位点骨轮廓不佳，重建组织轮廓是非常困难的，尤其是在牙齿脱落时间较长的情况下。因此，如在后续外科手术中所讨论的，在位点准备期间维持理想的骨轮廓很重要。

患者因素

患者对种植治疗的态度和期望常对种植体的成功有重大影响。许多患者在得知种植体植入后，修复体的制作可能需要延后一段时间后，常会感到不开心及失望。心理状态是否会影响种植的成功尚不清楚，但延期和不耐烦对骨结合是没有意义的。显然，临床医生需要在开始治疗之前，告知患者种植体植入的所有方面，以便患者了解整个流程。

临床研究表明，许多患者因素（例如，年龄、性别、BMI、植入位点甚至吸烟）对种植体的成功率几乎没有明显的影响。因此，报道称种植体的总体成功率约为95%，并且看似几乎与患者无关。如果这不是错误的，那么这种说法是有误导性的。骨质疏松症、未控制的高血压和疑似糖尿病都存在对种植成功的风险，一些药物也是如此，例如双膦酸盐。种植后的患者因素，例如口腔卫生差、牙龈炎、牙菌斑和种植体周围的牙结石堆积，会加剧种植体周围的牙龈退缩。随着牙菌斑和牙结石在种植体/牙龈边缘周围的持续堆积，会导致牙周袋加深，直至骨丧失。后续的发展进程中，种植体稳定性逐渐下降甚至造成种植失败。

同样，咀嚼管状物、钢笔、铅笔以及其他异常的功能活动，包括磨牙症，都会使种植体超负荷或经受侧向应力。种植体的侧向移动将不可避免地引起种植体松动，最终失败。因此，需要鼓励磨牙症患者佩戴定制的夜间保护器，以避免对种植体产生过度的应力。

种植体据定义描述，没有牙周韧带，因此没有本体感觉。当患者咬到非常坚硬的物体时，种植修复体不会产生常规的反馈。结果就是重的咀嚼负荷可能造成修复体失败，更糟糕的可能会使种植体复合体的部分断裂。因为没有本体感觉，修复体和/或种植体的失败不易被患者察觉，有可能出现进一步甚至灾难性的问题。因此，必须鼓励种植牙患者进行常规（至少6个月）的随访和口腔卫生的维护，以避免牙菌斑和牙结石在种植牙周围堆积。

应该注意的是，正如后面章节所讨论的，影响种植体存留的因素通常与种植体本身有关，特别是长度和类型（圆柱状或锥状）以及植入过程中遵循的手术技术。潜在植入位点的评估将在第7章中讨论。

总结

获取完整的现病史，对评估可能阻碍骨结合过程的潜在风险因素至关重要。医生还必须关注影响成功率的习惯，例如吸烟，并关注患者服用的药物。最后，必须进行完整的临床检查，以评估牙周病、磨牙症和口腔卫生等因素。虽然许多负面因素并不是种植的绝对禁忌证，但它们会指引医生了解并向患者告知手术的相关风险。

注释

1. 血友病：是一种几乎只发生在男性的血液缺陷，其特征是血液凝固延迟，在受伤或手术后出现长时间或过多的内部或外部出血。
2. 真性红细胞增多症：是一种罕见的肿瘤，导致骨髓产生过多的红细胞，也可能导致白细胞和血小板的过度生成。

参考文献

[1] Ouanounou, A., Hassanpour, S., and Glogauer, M. (2016). The influence of systemic medications on osseointegration of dental implants. *J. Can. Dent. Assoc.* 82 (g7): 1–8.

[2] Mester, A., Apostu, D., Ciobanu, L. et al. (2019). The impact of proton pump inhibitors on bone regeneration and implant osseointegration. *Drug Metab. Rev.* 51 (3): 330–339.

[3] Altay, M.A. and Sindel, A. (2018). Does the intake of selective serotonin reuptake inhibitors negatively affect dental implant osseointegration? A retrospective study. *J. Oral Implantol.* 44 (4): 260–265.

[4] Michaeli, E., Weinberg, I., and Nahlieli, O. (2009). Dental implants in the diabetic patient: systemic and rehabilitative considerations. *Quintessence Int.* 40 (8): 639–645.

[5] Powell, C.A., Mealey, B.L., Deas, D.E. et al. (2005). Post-surgical infections: prevalence associated with various periodontal surgical procedures. *J. Periodontol.* 76 (3): 329–333.

[6] Blus, C., Szmukler-Moncler, S., Khoury, P. et al. (2015). Immediate implants placed in infected and noninfected sites after atraumatic tooth extraction and placement with ultrasonic bone surgery. *Clin. Implant Dent. Relat. Res.* 17 (Suppl 1): e287–e297.

[7] Arduino, P.G., Tirone, F., Schlorin, E. et al. (2015). Single preoperative dose of prophylactic amoxicillin versus a 2-day postoperative course in dental implant surgery: a two-center randomised controlled trial. *Eur. J. Oral Implantol.* 8 (2): 143–149.

[8] Napimoga, M.H., de Oliveira, R., Reis, A.F. et al. (2007). In vitro antimicrobial activity of peroxide-based bleaching agents. *Quintessence Int.* 38 (6): e329–e333.

[9] Chin, S., Tse, S., Lynch, E. et al. (1991). Is home tooth bleaching gel cytotoxic? *J. Esthet. Rest. Dent.* 3 (5): 162–168.

[10] Paquette, D.W., Brodala, N., and Williams, R.C. (2006). Risk factors for endosseous dental implant failure. *Dent. Clin. N. Am.* 50 (3): 361–374.

[11] Gatti, C., Gatti, F., Silvestri, M. et al. (2018). A prospective multicenter study on radiographic crestal bone changes around dental implants placed at crestal or subcrestal level: one-year findings. *Int. J. Oral Maxillofac. Implants* 33 (4): 913–918.

[12] Bryant, S.R. (1998). The effects of age, jaw site, and bone condition on oral implant outcomes. *Int. J. Prosthodont.* 11 (5): 470–490.

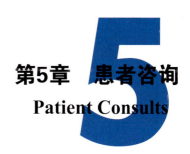

第5章　患者咨询
Patient Consults

在患者咨询时，现代的口腔医生必须将所有治疗方案告知患者，达成满意的治疗方案。这要求医生综合全面地研究患者，以便提供最佳的治疗。

成功的咨询包括疾病诊断、患者宣教和了解患者的期望。

患者咨询种植医生的建议出于多种原因，通常是表5.1中列出的和之前在第1章中表述的内容。

然而，在处理患者的主诉和担忧之前，牙医必须对患者进行评估。

表5.1　患者主诉

义齿松动/不合适
不舒服
义齿相关性口炎
松动/缺失牙齿
缺乏吸引力的微笑/牙齿
咀嚼痛

评估患者

在最初的患者评估中有几个重要的部分。首先是患者的全身和口腔健康状况，如第4章所述。如果患者满足这些健康标准，那么牙医可以开始讨论患者想要的治疗以及接下来可以提供的治疗。在这方面，牙医必须做

The ADA Practical Guide to Dental Implants, First Edition. Luigi O. Massa and J. Anthony von Fraunhofer.
© 2021 The American Dental Association. Published 2021 by John Wiley & Sons, Inc.

的第一件事是了解患者们的选择，让他们的选择和愿望与最佳治疗计划契合。

例如，解决全口义齿患者问题的最佳方法，是列出对咀嚼力合理期望的选项（表5.2）。

表5.2 义齿与种植体的预计成本和咀嚼效率（请注意，成本可能差异很大）

全口义齿的平均成本为1200美元，但仅提供15%的牙齿咬合力

种植体覆盖义齿的成本为7000～12000美元，但可提供50%的牙齿咬合力

种植体支持的固定桥/桥的成本为16000～20000美元，但可提供90%的牙齿咬合力

1美元≈6.9人民币

当然，还有其他因患者治疗需要和愿望而异的因素。例如，当支撑可摘局部义齿（RPD）的基牙正在受损，或牙列普遍存在问题时，更稳定和更让人满意的义齿是患者需要的。但是，如果患者佩戴RPD多年并且对它们感到满意，那么覆盖义齿可能是一个合适的治疗选择。另外，如果患者缺失的牙齿需要修复，但又害怕或完全不接受可摘戴的义齿，那么种植体支持的固定桥可能是最佳的选择。

这里的底线是：牙医必须确定患者的需求。在大多数情况下，患者属于以下3种选择之一：

1. 单颗牙修复的选择。
2. 牙列缺损修复的选择。
3. 牙列缺失修复的选择。

治疗方案和口腔医生

口腔医生与患者互动的核心是了解种植牙可以为患者和医生做什么。在口腔修复科里，牙冠通常需要满足3个重要标准：

- 长期的成功率
- 可预测的结果
- 低压力的过程

口腔种植就满足这些相同的标准，并且还具有额外的优点，即牙医可以自始至终的掌控病例。在许多情况下，只有我们自己知道我们处于治疗模式中的走向。当然，采用种植修复还有许多其他优势（表5.3）。

应该提到的是，在开始制订治疗计划之前，牙医需要确定患者可以接

表5.3 种植修复的优势

在大多数情况下，种植修复是唯一的最佳的治疗选择
对患者来说压力小
种植牙是口腔科的未来
种植体可以满足患者的需求
由于人口老龄化和对义齿稳定性的要求，种植体的需求正在增多
种植体的成功率的记录是95%～97%，高于我们任何其他方式的操作
种植是口腔科研究最多的手术
患者满意度高
种植体可以对失败中的牙齿进行即刻治疗
许多情况下可以进行即刻修复

受相应的费用。毫无疑问，这些费用包括构建诊断模型、蜡型制作、CT扫描和手术导板的总和，即使是最简单的病例。如果一颗或多颗种植体超出了患者的预算，就必须采用传统的治疗方法，即使不是那么理想。

表5.2展示了种植的费用方面，并在第16章中进行了更详细的讨论。

还需要为治疗计划汇集或收集数据。通常，这涉及以下内容：

- 全身健康史
- 牙科治疗史
- 影像学检查
- 必要时行锥形束计算机断层扫描（CBCT）
- 必要时制取印模

随着医生经验的积累，数据收集会变得更加容易，也能快速明确诊断和治疗计划。但另外，缺乏经验时的快速诊断可能会带来问题。同样，没有经验的保守诊断常常会成为患者接受治疗的阻碍。

如果已经为患者收集了必要的数据并制订了初步的治疗计划，那么建设性的互动就变得可能了。这包括通过简短的介绍，展示患者的影像学检查结果、他们的口腔情况和牙列模型，以及进行过的类似病例的放射线片和术后照片。

尽管患者与牙医的咨询常涉及准销售宣传，但这是必要的，因为患者必须同意某些承诺：

- 一项重大的资金投入
- 时间承诺

- 完全信任和依赖牙医
- 多次进行CT扫描、放射线拍摄及取模等操作
- 备洞过程中可能会有一些不适
- 缺牙位点骨结合过程可能延长数周或数个月的时间
- 如果拔牙则需要临时义齿修复

与患者相处的时间总会在他们的满意度方面得到回报，在提供专业口腔护理中也会产生个人自豪感。

总结

虽然了解如何进行种植临床程序的操作非常重要，但理解如何向患者介绍利弊也同样重要。在患者咨询期间，医生必须和患者讨论分析与咀嚼力、清洁性、美学和使用寿命相关的不同治疗方式。花时间与患者交谈将有助于明确他们的动机，这将帮助医生制订个性化的治疗计划。

第6章　治疗计划和种植位点评估
Treatment Planning and Evaluating Implant Sites

　　患者对种植治疗的期望/看法主要基于以下标准：

- 功能
- 美学
- 成功率
- 易于清洁

　　种植体多功能性的优势可以解决患者关注和需求中所涉及的常见问题，这些问题将在第7章中进行讨论。但是，医生首先必须解决的问题是制订治疗计划。有经验的医生会按部就班地完成计划的制订，但相对于经验不足的医生，图6.1阐述了对初诊患者制订治疗计划时应遵循的步骤。

　　面对初诊患者，医生的首要任务是对其全身状况和口腔健康状况进行全面的评估，如第4章和第5章所述。如果没有对患者手术治疗可能产生不利影响的口腔或其他（系统性）疾病，下面的工作就是确定患者寻求治疗的需求和期望。

　　接下来需要对种植位点进行评估，包括口腔影像学和临床口内的检查。理想情况下应同时使用二维（2D）（传统放射影像）和三维（3D）锥形束计算机断层扫描（CBCT）。如果没有CBCT，那么"牙槽嵴绘图（ridge mapping）"是一个很好的选择。牙槽嵴绘图是对牙槽骨进行测量，以创

The ADA Practical Guide to Dental Implants, First Edition. Luigi O. Massa and J. Anthony von Fraunhofer.
© 2021 The American Dental Association. Published 2021 by John Wiley & Sons, Inc.

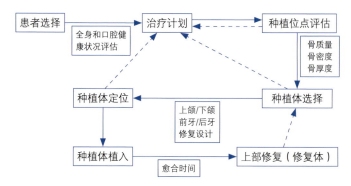

图6.1   种植体的治疗计划。

建骨结构"地图"的过程。必须对牙槽骨的垂直方向和水平方向进行评估后，才能决定种植治疗是否可行。

种植体植入的基本准则被概括为"6mm法则"，即骨的垂直向高度和水平向宽度至少6mm，缺牙间隙的近远中宽度和咬合间隙至少6mm。如果不符合这些标准，就需要进行骨增量手术。

多种原因都会造成骨缺损，但主要是由于拔牙后随着时间推移所致的牙槽骨吸收。上颌后牙区的骨缺损也可能归因于上颌窦气化。水平向骨缺损可以通过引导骨再生（GBR）来改善，上颌窦底提升可以改善上颌后牙区的垂直向骨缺损。

决定使用哪种种植体通常是个人的选择，如第3章所述，有太多的种植系统可供医生使用。种植系统的最终选择取决于口腔医生，但会受到种植位点、手术条件和种植体上部的修复类型的影响。第7章指出了可能的种植场景，并注明了对植入种植体的要求。

种植体的选择标准，见表6.1。

其中一些选择标准已经在第3章中讨论过，其他的则在本章和后续章节中讨论。

表6.1   种植体选择标准

- 种植体设计
- 骨嵴顶水平与冠部修复体位置的关系
- 内连接
- 配件的长期可用性
- 平台转移（水平偏移）
- 基台允许多种修复方式的选择

如果存在充足的骨量，那么就需要确定种植体是否可以正常修复。需要考虑的内容包括是否存在对颌牙及其情况。此外，医生还需要考虑种植体的植入角度。理想情况下，种植体应与最终修复体的长轴一致。如果有过大角度的侧向力负荷，可能会导致骨丧失或修复失败。

种植位点评估——骨愈合

骨内种植体适用于有充足健康骨的缺牙区，以在不损伤重要解剖结构风险的前提下容纳种植体。单颗种植体和修复体，见图6.2。骨内种植体在牙槽嵴严重吸收的情况下不适用。其他禁忌证包括严重的错𬌗畸形、磨牙症和口腔不良习惯（例如，咬烟斗或咬铅笔）。

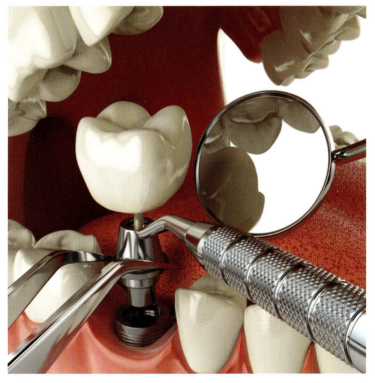

图6.2　单颗种植体、修复基台和牙冠（Source: Courtesy of Implant Direct）。

当满足表6.2中的特定标准时，医生可决定进行治疗：

表6.2 理想种植体植入的标准

影像学上骨高度6mm

骨宽度6mm（由CBCT或牙槽嵴绘图确定）

近远中距离6mm

𬌗龈距离（咬合间隙6mm）

种植手术入路可行性

种植体位点评估——即刻位点

在评估潜在的拔牙/即刻种植位点（位置）时，临床医生必须评估以下情况：

- 没有任何活动性感染
- 完整的颊侧骨板
- 微创拔牙的可能性
- 所有骨壁的存在（颊侧、舌侧/腭侧、近中、远中）
- 种植体植入部位与重要结构之间有足够的垂直骨高度
- 植入扭矩约为25N·cm

如果不满足这些标准，最好进行位点保存术，选择延期种植。

虽然在愈合的位点植入单颗种植体可能是最简单和最直接的种植程序，但临床医生仍可能会遇到问题和状况，需要恰当的处理以获得良好的结果。

总结

本章中讨论的治疗计划主要是针对单颗/个体化种植体的植入。但是，无论是单颗还是多颗种植体以及最终何种的修复方式，同样的规则和标准都是适用的，例如，应该尽可能地遵循"6mm法则"。当有必要进行骨增量的情况下则应进行植骨。在种植位点的空间有限或颊舌向骨宽度较窄的情况下，可以考虑采用窄径（微型）的种植体。

接下来的第7章，阐述种植体可以在多种临床情况下用于解决患者的问题和满足其需求。第8～12章讨论了这些种植体植入所涉及的手术过程。第13章将讨论种植体的另一个问题，即其对应的修复体，涉及决定冠修复体与基台的连接方式，例如选择螺钉固位还是粘接固位。

本书自始至终都在强调口腔种植的多功能性和应用的广泛性。虽然口腔医生基本都掌握修复缺失牙的传统方法，但现在有更多方法可供选择，并且在实践中更加普遍，种植手术在实践中被普遍推广，大多数患者可以了解目前可供选择的多种修复方式，同时从中受益。

单冠

种植牙的基本程序是在单颗种植体上放置一个牙冠以代替缺失的牙齿（图7.1和图7.2）。

单颗种植体支持的牙冠替代缺失的牙齿，可以改善患者缺乏魅力或难以启齿的微笑，提高咀嚼能力，减慢或延缓骨丧失。当缺失牙是中切牙或侧切牙时，种植牙取代了以前的修复技术，例如马里兰桥和许多其他方案。后者包括固定局部义齿、可摘局部义齿（RPD）和弹性义齿（flippers）。

单颗牙种植的另一个主要优点是，它不需要做三单位的固定桥（图7.3）。固定桥的基牙预备会导致基牙损失健康的牙釉质，相比之下种植牙显然在保存健康完好牙齿的方面更具优势。当基牙存在龋坏或牙周病时，这可能是一个重要的考虑因素。

与固定桥相比，单颗牙种植还有一个优点，就是可以延缓通常发生在缺牙区的进行性骨丧失，此外还可以减少龋齿和潜在的牙齿脱落的风险，

The ADA Practical Guide to Dental Implants, First Edition. Luigi O. Massa and J. Anthony von Fraunhofer.
© 2021 The American Dental Association. Published 2021 by John Wiley & Sons, Inc.

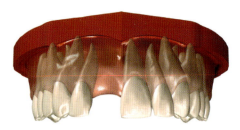

图7.1 缺牙综合征（牙列缺损）（Source: Courtesy of Implant Direct）。

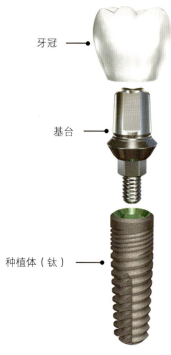

牙冠

基台

种植体（钛）

图7.2 单冠和种植体（Source: Courtesy of Implant Direct）。

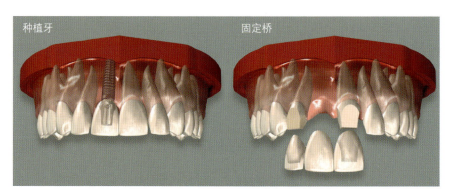

种植牙

固定桥

图7.3 种植牙与三单位固定桥（Source: Courtesy of Implant Direct）。

因为单颗牙种植被认为比传统的固定桥更易清洁。然而，必须再次强调对种植位点进行持续的口腔清洁和牙周维护的重要性，以避免在种植体周围形成深袋。这个主题将在后面的章节中再次讨论。

种植体支持的固定桥与固定桥及可摘局部义齿的对比

当多颗牙齿缺失时，牙医和患者都面临着在可摘局部义齿（RPD）、固定桥（FPD）或多单位种植桥之间进行困难的选择。当相邻牙齿龋坏或牙周炎受累时，这个抉择将变得更加困难和/或复杂化。在决策过程中还需要进一步综合考量经济状况和治疗的总体成本（见第17章）。

正如在第1章中所讨论的，大多数患者不喜欢可摘局部义齿，特别在他们使用的是胶连式义齿，而不是更贵、更具有刚性的铸造式义齿时。固定桥在跨越多颗缺失牙齿时，存在基牙的稳定性和可能承受过大𬌗力的问题。基牙的反复龋坏有可能导致修复体的过早失败。另一个考虑的是当固定桥远中没有基牙时，就会形成远中的"悬臂桥（也就悬臂端）"。

医生可使用种植体支持的修复桥来修复多颗牙齿的缺失（图7.4），2颗种植体可以修复3～4颗牙齿是普遍公认的做法。这可以有多种配置，其中一种是传统的固位体–桥体–连接体构成的桥或固位体–桥体–桥体–固位体的桥，也可以是其他的变化组合。当桥有2颗种植体支撑时，前或后有一颗牙的悬臂桥是可以接受的。

种植体也可以与天然牙形成夹板来恢复多颗缺失的牙齿，但是这种修复应该谨慎使用。天然牙不同于种植体，理论上其周围的牙周膜能有一定

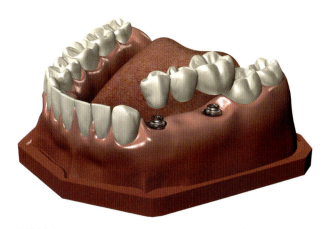

图7.4 后牙种植桥（Source: Courtesy of Implant Direct）。

的动度，可能会导致种植体超负荷，从而可能引起潜在的并发症。

类似的考虑也适用于前牙区（图7.5）。

在笔者看来，种植牙是治疗方案的一种选择，对于多颗缺失牙患者的修复而言，甚至可以作为治疗的标准方案。

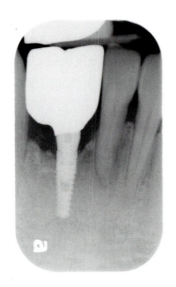

图7.5 修复多颗下前牙。

无牙颌患者

正如在第1章中所论述的，对全科医生来说，治疗无牙颌患者通常是非常具有挑战性的，特别是当患者牙槽嵴重度吸收、牙槽嵴低平或上颌义齿修复的病例中面临腭穹隆较浅时。在这些情况下，在不使用义齿固定剂之类的辅助固位手段的情况下，获得一个稳定的、固位好的义齿通常是困难的。全口义齿的另一个问题是，当其置于松质骨骨突或近期拔牙的牙槽嵴上时，会给患者造成严重的咀嚼痛。咀嚼痛可以通过组织调节剂和弹性衬垫来改善，至少是暂时得到改善。然而，这些措施是临时性的，需要定期更换，如果衬垫是热凝的和非固定复诊的患者，这可能会出现问题。通常，全口义齿反复的、必要的重衬造成的成本和复诊次数增加的问题也是不可避免的。

促使患者寻求种植治疗的其他因素和诉求，见表7.1。

有效地解决这些问题的方法是种植覆盖义齿（图7.6）。

全口义齿可以通过螺钉固位（图7.7a，b），或者"按扣"固位在种植体的基台上（图7.8）。

表7.1 患者对全口义齿的抱怨和不满

义齿稳定性差
缺乏固位力
咀嚼力弱
下颌骨重度吸收时因神经压迫而引起的疼痛
言语功能受损
上颌义齿影响味觉和热敏感性
口腔异味

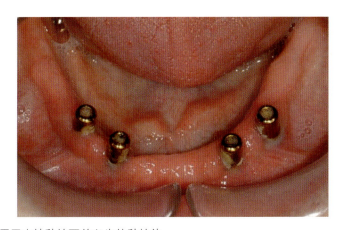

图7.6 用于支持种植覆盖义齿的种植体。

(a)   (b)

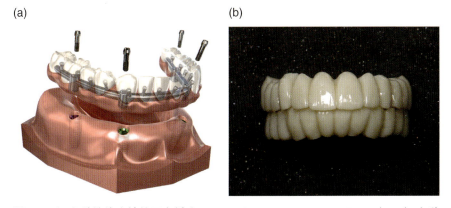

图7.7 （a）种植体支持的固定桥（Source: Courtesy of Implant Direct）。（b）种植体支持的氧化锆固定桥。

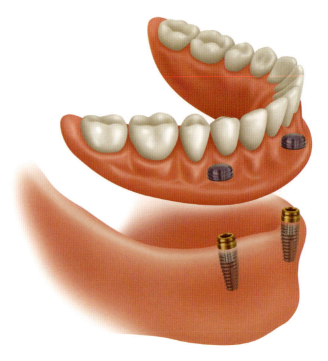

图7.8 按扣式种植覆盖义齿（Source: Courtesy of Zest Anchor）。

对于"游离端缺失"或无牙颌患者有两种基本选择：第一种选择是种植覆盖义齿；第二种选择是种植固定桥。

种植覆盖义齿

种植覆盖义齿是由种植体和软组织混合支持的义齿。通常，每个牙弓植入2~4颗种植体来稳定义齿。将特定的基台放置在种植体上，相应的附件安装在义齿上，以形成义齿的"按扣"。患者应每天取出义齿进行清洁，另要告知患者不要戴义齿睡觉。建议每隔6个月作为定期维护义齿的周期，清洁一次种植体和义齿，每6个月更换一次义齿附件，每2~5年重衬一次义齿。基台由于磨损可能需要在5年后更换，尽管磨损的模式可能因患者因素而不同。

种植固定桥

种植固定桥是完全由种植体支持的螺钉固位的修复体。通常用4~6颗种植体来支撑修复体。所使用的材料包括切削杆（钴铬合金或钛）和加工过的丙烯酸或切削的义齿［聚甲基丙烯酸甲酯（PMMA）或氧化锆］。氧化锆由于其强度、耐久性和生物相容性，日益成为这些义齿的首选材料。当使用氧化锆时，修复体的制作和传统的固定局部义齿（FPD）相似，可以更好地进行清洁。正确引导患者使用冲牙器和牙线穿引器为种植固定桥的进行定期维护，包括每6个月清洁一次种植体和义齿，每1～2年卸下固定修复体，必要时更换螺钉。

无论采用何种稳定/固位方式，种植体支持义齿都成功地解决了表7.1中列出的患者的绝大多数的不满和诉求。种植体支持的义齿使无牙颌患者所面临的义齿松脱、稳定性差、咀嚼力差和咀嚼痛等问题成了过去式[1-3]。

总结

口腔种植体显然对口腔修复学产生了重大影响。种植体的多功能性使得单颗牙修复、多颗牙修复以及全口修复成为可能。与传统的修复学相比，种植治疗有许多优势，包括减少不必要的牙体预备，创造一个更易于清洁的修复体，增加义齿的稳定性，并为无牙颌患者提供固定修复治疗。

参考文献

[1] Fueki, K., Kimoto, K., Ogawa, T. et al. (2007). Effect of implant-supported or retained dentures on masticatory performance: a systematic review. *J. Prosth. Dent.* 98 (6): 470–477.

[2] Hyland, R., Ellis, J., Thomason, M. et al. (2009). A qualitative study on patient perspectives of how conventional and implant-supported dentures affect eating. *J. Dent.* 37 (9): 718–723.

[3] Zembic, A. and Wismeijer, D. (2014). Patient-reported outcomes of maxillary implant-supported overdentures compared with conventional dentures. *Clin. Oral Implants Res.* 25 (4): 441–450.

第8章 种植手术：简单的已愈合位点
Implant Surgery: Simple Healed Sites

如第4~6章所述，计划种植手术的第一步是与患者进行沟通以确定问题所在。在讨论费用、涉及的治疗程序和决定最佳治疗计划之后，最重要的任务是对患者进行评估并收集必要的数据（表8.1）。

许多口腔医生没有锥形束计算机断层扫描（CBCT）系统，当权衡是否进行种植手术时，他们经常询问CBCT是否有必要。这个问题的答案是：不，CBCT并不是必要的。事实上，尽管CBCT在制订治疗计划中非常有用，但仍有数以百万计的种植体在没有CBCT的情况下植入。一种可替代CBCT的方法是骨探测，在大多数情况下，骨探测可以为临床决策提供足够的信息。然而，正如下面将要讨论的，掌握种植位点的骨参数的准确信息对于口腔医生来说是非常重要的。在缺乏CBCT图像的情况下，建议医生对前50颗种植体采用全厚瓣，直到操作者累积足够的手术经验，可在手术前轻松地将骨结构可视化。

表8.1 治疗计划的数据收集

全身病史
口腔病史
放射线检查
CBCT（如有必要）
模型（如有必要）

CBCT：锥形束计算机断层扫描技术（也被称为锥形束体积CT、C-arm CT或平板CT）是一种由放射线射向物体发散形成一个锥形所组成的放射线计算机体层摄影成像技术。

The ADA Practical Guide to Dental Implants, First Edition. Luigi O. Massa and J. Anthony von Fraunhofer.
© 2021 The American Dental Association. Published 2021 by John Wiley & Sons, Inc.

治疗计划

修复缺失或拔除的单颗牙齿（无支持的）是最常见的种植手术过程。这是最基本的种植过程，因为它不需要像传统的固定桥修复那样进行基牙预备。虽然这个过程在本质上是外科手术，但它的破坏性较小，因为磨除牙釉质是一个不可逆的过程。骨和软组织可以通过移植手术再生。一般而言，单颗牙种植的远期预后优于传统的固定桥修复。此外，尽管单颗牙种植的初始成本可能更高，但长期花费要低于传统的固定桥修复。同时，修复单颗牙齿将简化未来可能的修复体的固位，如固定局部义齿、可摘局部义齿、全口义齿。

全身及口腔病史

根据第4章的讨论，下列情况是种植手术的相对禁忌证：

- 未控制的高血压
- 未控制的糖尿病
- 静脉注射双膦酸盐
- 牙周病（增加种植体周炎的风险）
- 吸烟

显然我们重点强调了避免活动性感染的出现。尽管吸烟并不是种植手术的绝对禁忌证，但是建议患者术后48小时内避免吸烟可能有助于减少并发症[1]。

影响种植手术进行的大多数临床因素在第4～7章进行了详细讨论。尽管如此，表8.2和表8.3重复强调手术前必须考虑的种植体位点选择和治疗因素的重要性。

表8.2 种植计划中的骨因素

可用骨的影像学高度（≥6mm）
CT宽度、牙槽嵴顶宽度（≥6mm）
咬合空间（≥6mm）
近远中宽度（≥6mm）
骨质量
可修复性

表8.3　种植体植入的治疗因素

骨移植的需求（？）
引导骨再生移植的需求（？）
种植体的设计
个性化基台的需求（？）
牙冠的选择
临时局部义齿（？）
种植体的维护

　　拥有CBCT扫描可以使骨质量和种植体位点的骨参数评估变得简单，因为直接从CBCT影像数据进行必要的测量是非常方便的。此外，在手术过程中还可以使用扫描的副本将扫描结果与患者的骨结构进行结合。

　　在此再次强调表8.2列出的第一磨牙、前磨牙进行单颗牙种植手术的位点标准：

- 骨宽度：≥6mm
- 骨高度：≥6mm
- 虽然6mm是骨高度的绝对最低要求，但强烈建议距离下牙槽神经有2mm的安全区域。因此，如果在下颌骨后部放置6mm的种植体，则需要8mm的骨高度
- 咬合空间：≥6mm

　　如果骨的情况不满足以上标准，则可能需要进行骨移植或引导骨再生（GBR）。在第9章中讨论了需要骨移植的典型情况。

　　接下来是种植系统的选择（表8.4）。

表8.4　种植系统的选择

• 锥状
• 骨水平
• 内部连接
• 平台转移
• 长期的可用性
• 多种多样的修复选择
○ 基台（直/角度）
○ 接触式/非接触式
○ 可铸造基台
○ 复合基台
○ 钛基底
○ 数字扫描转移

决定种植体选择的准则，见表8.5。

我们并不主张所有口腔医生都必须使用所列标准中的种植体，但我们发现锥形内连接系统（图8.1）在我们的多学科组中取得了最佳效果。口腔医生应该在多种系统中选择使用最舒适的系统，这就是最好的。当然，另一个因素是价格，不同系统的成本不同，这可能是影响系统选择的另一个因素。

不管是在选择种植体系统、种植体位点或是在处理患者可能出现的各种情况时，谨慎的口腔医生应该预测最坏的情况，并为骨增量手术做准

表8.5 种植体系统的选择标准

- 锥状种植体：与圆柱状种植体相比，锥形种植体在关键区域更安全
- 骨水平：与软组织水平种植体相比，放置在骨水平提供了更多的修复选择
- 内部连接：与外部连接相比，有更多的种植系统可选择
- 平台转移：相比于齐平基台–种植界面，水平过渡在种植体–基台界面提供更好的骨稳定性
- 系统的长期可用性：如果在未来的10年或20年里出现修复并发症，一些不太完善的独特连接系统可能无法获取

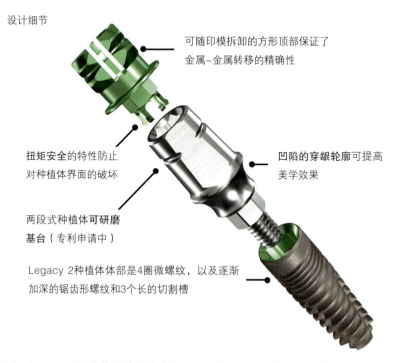

设计细节

可随印模拆卸的方形顶部保证了金属–金属转移的精确性

扭矩安全的特性防止对种植体界面的破坏

凹陷的穿龈轮廓可提高美学效果

两段式种植体可研磨基台（专利申请中）

Legacy 2种植体体部是4圈微螺纹，以及逐渐加深的锯齿形螺纹和3个长的切割槽

图8.1 Legacy 4系统的设计细节（Source: Courtesy of Implant Direct Inc.）。

备，无论术前影像的证据如何。这就是为什么建议在植入前50颗左右的种植体，建议翻全厚瓣，直到获得足够的经验，这样口腔医生在手术前才可以容易地将种植体的位置可视化。同时建议为关注种植后的面部外观的患者，准备临时的可摘局部义齿。

手术过程

术前流程应包括患者的病史回顾，血压和脉搏记录。然后用氯己定溶液含漱以减少口腔内细菌。之后，对患者进行麻醉，通常的情况是上颌颊侧和腭侧的浸润麻醉和/或下颌阻滞麻醉。

单颗牙种植的手术步骤，见表8.6。

有两种方法创建入路，即切开翻全厚瓣（图8.2a，b），或外科环切（不翻瓣）（图8.3）。

切开翻瓣的优点是可以清楚地看到手术部位，而且易于手术入路。此外，它允许术者用手术钻针在骨表面标记测量，以准确定位种植体植入位置（图8.2b）。

切开翻瓣的缺点是在种植体植入后必须将翻开的组织瓣原位缝合。

相比之下，对于更有经验的口腔医生，使用环切钻获得到达皮质骨表

表8.6 简单种植的手术步骤

---
1. 手术入路
2. 备洞
3. 放置种植体
4. 缝合

(a)　　　　　　　　　　　　　　　　　(b)

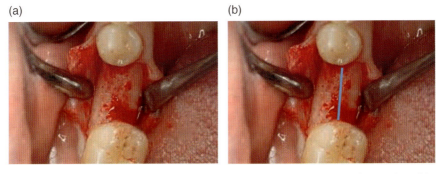

图8.2 （a）切开翻瓣暴露骨面。（b）为了精确地植入种植体，在皮质骨表面进行标记测量。

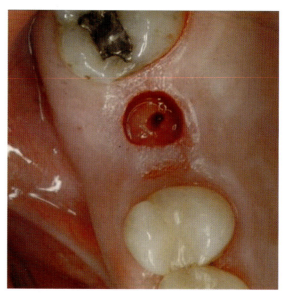

图8.3　利用环切钻创建牙槽骨入路。

面的手术入路（图8.3）更为简单。尽管环切不需要翻瓣，但它需要在第一次准确定位备洞的位置，以免不必要的反复备洞来建立正确的入路，这对原本完好的骨会造成损害。软组织环切的另一个缺点是去除了角化龈。在角化龈不足的区域，建议使用翻瓣法来保存组织。

种植窝预备

不管哪种入路方式，种植体窝洞预备的3个基本步骤都很重要：

- 确定种植体的中心
- 确定备洞的长度
- 确定备洞孔直径

种植体位点窝洞预备（种植体植入）的手术步骤，见表8.7。

图8.4显示完整的备洞手术工具，包括所有备洞用的钻针和工具。

手术步骤

步骤1：用定位钻进行一个6～8mm深度的初始骨定位。

在拍摄放射线片并使用定位指示器进行分析以检查定位孔的准确位置后，使用定位钻钻到种植体所需的全长（深度），通常为10mm。

步骤2：使用直径逐渐增大的麻花钻，逐步增加种植窝的直径（图8.5）。

表8.7 备洞步骤

---

1. 确定最后修复体的中心

    a. 用高速外科手术钻定点

    b. 确定近-远中、颊-舌向中心位置

2. 确定长度（种植深度）

    a. 用定位钻（尖头钻）确定长度

    b. 通过放射线片检查角度

    c. 最常见的种植体长度为10mm。在笔者看来，超过10mm对骨愈合没有好处

3. 确定宽度：宽度确定以骨和待修复牙齿的宽度为基础

    • 前牙3.2～4.7mm

    • 前磨牙3.7～4.7mm

    • 磨牙4.7～7mm

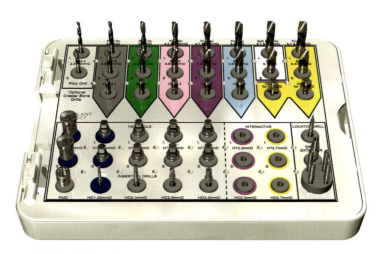

图8.4 备洞手术工具盒（Source: Courtesy of Implant Direct Inc.）。

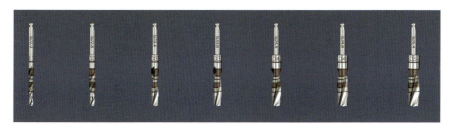

图8.5 直径逐渐增加的软骨制备钻（Source: Courtesy of Implant Direct Inc.）。

较粗螺纹和较重型的钻针用于致密骨（图8.6）。

为了保持操作部位的清洁（无唾液），防止灼伤和可能的骨坏死，手术备孔位置应持续地用无菌生理盐水冲洗。理想情况下，手术备孔时应与唾液隔离以防止被污染。

步骤3：将种植体从包装中取出，插入所提供的携带体。初次植入后，用扭力扳手将种植体/携带体的扭矩固定到位。取下携带体，检查植入位置，微调种植体位置：**种植体平台应与骨水平齐平或低于骨水平0.5～1mm**。

注意：扭力扳手应设置为50N·cm。如果种植体不能植入所需的深度（10mm或骨平面以下0.5～1mm），则将种植体取出并使用相应的致密骨钻扩大备洞。重要的是不要以过大的扭矩植入种植体。

步骤4：用螺丝刀将愈合基台或封闭螺钉以15N·cm的扭矩安置，并将进行瓣的对位缝合（图8.7）。需要注意的是在初始瓣设计时，保持颊侧角化组织的完整性是很重要的。

当进行创面缝合时，我们推荐使用聚四氟乙烯（PTFE）缝合材料（图8.8），因为我们发现这种材料易于操作，很容易穿过组织，不会卡住或撕裂。

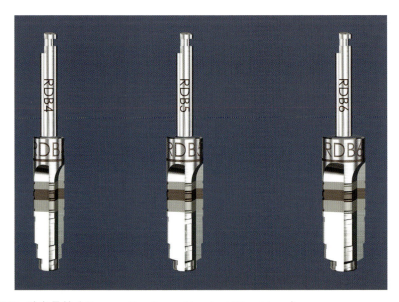

图8.6 致密骨钻（Source: Courtesy of Implant Direct Inc.）。

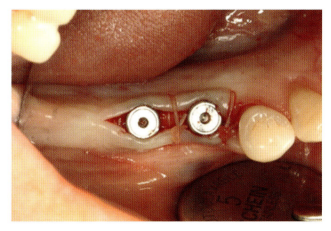

图8.7 放置愈合基台并进行瓣的缝合。

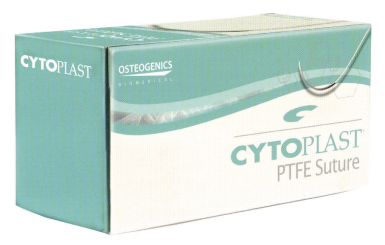

图8.8 聚四氟乙烯（Cytoplast PTFE）缝线（Source: Courtesy of Implant Direct）。

单颗牙种植的时间线

1. 手术。

2. 术后2周：放射线检查随访，必要时拆除缝线。

3. 术后6~8周：取印模。

4. 术后10~12周：进行上部结构修复。

图8.9~图8.12显示了单颗牙种植修复缺失牙齿的病例。

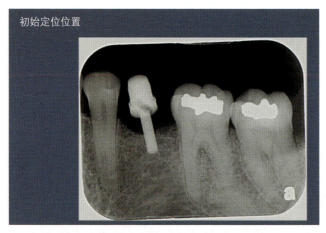

初始定位位置

图8.9 手术前放射线片。

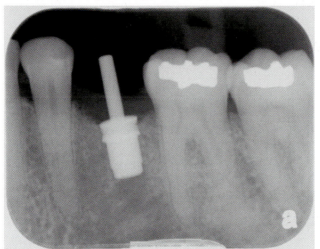

图8.10 初次定位。

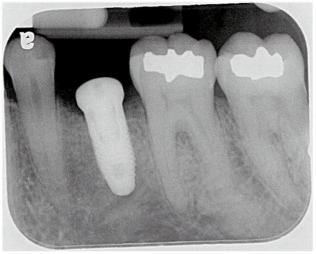

图8.11 最终位置。

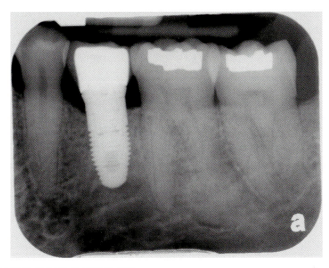

图8.12 放置粘接固位的最终修复体。

下面的病例，一步一步地展示了通过单颗种植体植入修复失败的马里兰桥修复体的病例。图8.13～图8.17显示了整个过程。请注意，马里兰桥是种植体愈合期间作为临时修复体的一种方式。

术后注意事项

1. 应避免进食或对手术部位造成其他潜在创伤的行为：手术后至少48小时才可以进行邻牙的清洁，应避开手术部位。

2. 如果患者无药物过敏史，需给予抗生素，通常为阿莫西林500mg，每天3次，服用5～7天。

3. 氯己定漱口每天2次，为期10天。

4. 饭后用温盐水漱口。

5. 止痛药：根据患者的病史开药。通常600～800mg的布洛芬足以用于大多数种植手术愈合部位的止痛。

6. 预约2周后随访。

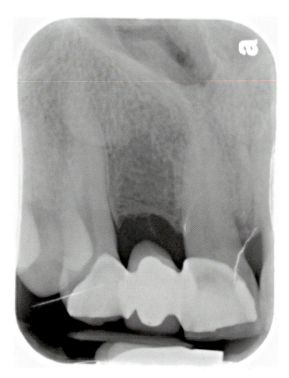

图8.13 失败的马里兰桥。

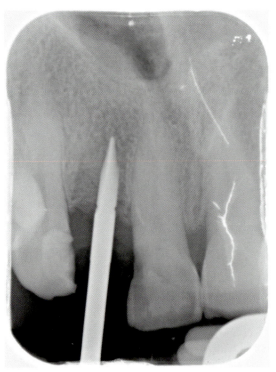

图8.14 利用定位钻检查种植体的初始位置。

图8.15　植入种植体。

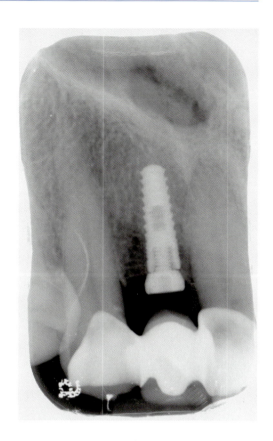

图8.16　放置转移杆。

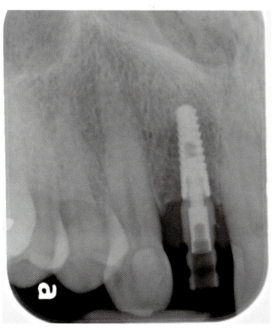

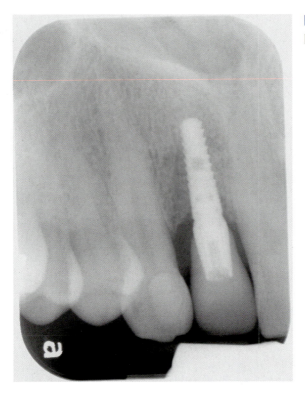

图8.17 戴入E.max粘接固位全冠。

总结

种植最基本的外科要求是有足够的骨量和骨质。"6mm法则"表明，患者在所有方向上至少有6mm的骨同时至少有6mm的咬合空间。笔者认为，建议医生最初的50例患者，进行翻瓣直视下观察骨形态。对已愈合的骨进行系统性逐步备洞扩孔，首先明确位点并定位，确定备孔深度，最后确定终末洞孔直径。完成备洞后，将种植体植入到相应的深度。

参考文献

[1] Kasat, V. and Ladda, R.(2012). Smoking and dental implants. *J. Int. Soc. Prev. Community Dent.* 2(2): 38–41.

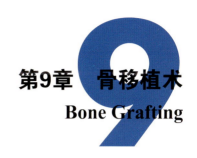

第9章 骨移植术
Bone Grafting

骨再生或者简单地说，种植前骨移植术是口腔种植学的一个重要领域。事实上，在拔牙之后和种植之前，骨再生是必然的，这有诸多原因。种植体的成功植入需要足够多生物学上高质量的骨量，以利于种植体在修复前的骨结合。具体来说，"6mm法则"要求垂直和水平方向均需要6mm的骨量。如果计划进行种植操作，通常是因为患者的牙齿是不可修复的。这种牙齿毫无保留价值的诊断通常是基于以下几个因素，包括在骨水平或以下的龋坏、失败的根管治疗、牙周牙髓联合病变、晚期牙周病和牙齿折断。所有这些情况都可能对下方的软组织和硬组织造成影响。

其他需要植骨的因素包括拔牙后缺牙区牙槽嵴的吸收，由于创伤或感染造成的骨缺损，以及需要在特定的位置植入种植体以实现相应的功能。除此之外，在美学区域若要获得令人满意的软组织穿龈轮廓，需要骨组织基础，因为软组织的良好建立基于下方的骨组织基础。最后，在有明显的骨丧失和牙齿不可保留的情况下，骨厚度不足以满足种植体植入时，选择引导骨再生（GBR）技术用于促进骨的再生。

换句话说，骨移植术或GBR有两个主要目的：

- 满足种植体植入所需的骨量标准
- 通过提供更理想的种植体位点来改善种植修复的效果

图9.1中显示了需要进行GBR的一个典型病例，修复毫无保留价值的46。

The ADA Practical Guide to Dental Implants, First Edition. Luigi O. Massa and J. Anthony von Fraunhofer.
© 2021 The American Dental Association. Published 2021 by John Wiley & Sons, Inc.

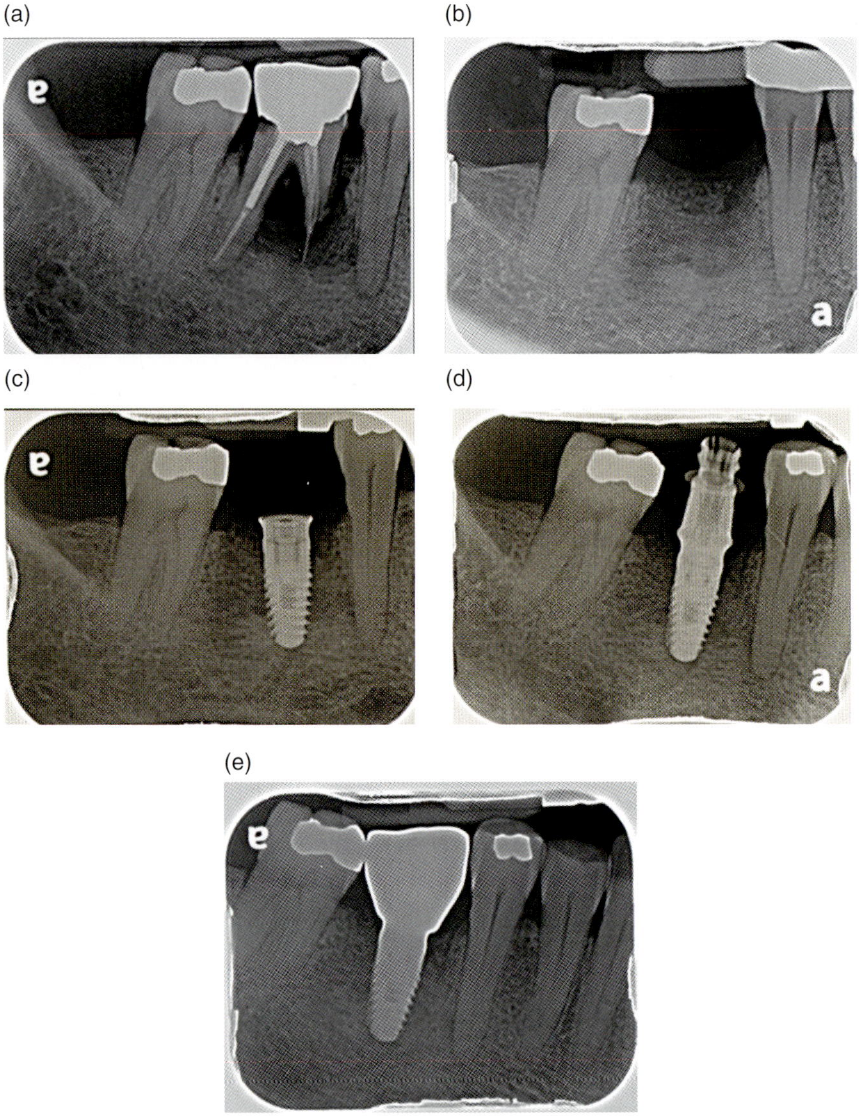

图9.1 （a）伴有严重骨缺损的46。（b）牙齿拔除，进行矿化的皮质–松质骨移植并用不可吸收膜覆盖。（c）GBR后5个月植入种植体。（d）种植体水平取印模。（e）最终修复。

在有骨壁缺损的拔牙位点（一般情况下，缺损发生在颊侧）植骨的基本步骤如下：

1. 翻瓣观察缺损情况。

2. 小心地刮除拔牙窝内所有的肉芽组织，使血液流动。

3. 用无菌盐水冲洗。

4. 沿缺陷位置放置屏障膜。

5. 放置骨移植材料。

6. 关闭位点。

a. 一期创口关闭：需要将皮瓣拉拢以覆盖移植物；可使用可吸收膜或不可吸收膜。如果使用不可吸收膜，必须在二期手术时取出来

b. 二期创口关闭：通常使用不可吸收膜覆盖移植物。一般来说，这种不可吸收膜可以耐受口腔内的酸和酶

骨移植术

骨移植材料在附录C中有详细讨论，但为了方便起见，在此提出几点建议。基本上有4种材料用于GBR：

- 同种异体移植物：来自与受者同一物种但基因型不相同的供体的组织移植

- 自体移植物：取自患者自身的组织移植物，例如，从髂骨或胫骨平面取骨用于间隙充填或者上颌窦底提升

- 异种移植物：从人类以外的物种获取的组织

- 合成移植材料

理论上讲，自体骨移植是骨移植的最佳方法，但由于该方法通常需要辅助手术来获取骨，因此尽管自体骨移植具有某些固有优势，但并非首选方法。首先自体骨移植不需要对移植材料进行灭菌或消毒。其次，受区出现排斥反应的风险最小，但是必须牢记一旦骨从供区获取后会失去血供，骨可能会在愈合之前死亡。尽管移植排斥并不常见，但它还是会发生，因为移植物对受区来讲是"外来物"。

同种异体骨移植和异种骨移植也有类似的排斥反应。在这两种情况下，消毒/灭菌是必要的，以确保无菌的植入。另外，这两种方法的优点是，移植材料已经商业化，材料在使用之前可确定颗粒大小，并完成对它们的消毒/灭菌。如前所述，骨移植材料在附录C中有详细讨论。

关于骨移植材料的选择，一般的共识是：

- 植入植骨区域的种植体存留率与植入原始骨[1]的种植体存留率相当

- 受区的骨质决定了所使用移植材料的类型。在受区，皮质骨少于松质骨。松质骨内的细胞具有至少60%的骨愈合能力。年轻健康患者的骨膜对骨愈合有的30%的贡献，而皮质骨细胞对整体骨愈合的作用仅约10%

当拔牙后发生骨吸收，松质骨相对于皮质骨萎缩。随着构成颌骨的松质骨减少，成骨细胞也相应减少。然而，计算机断层扫描（CT）可以在术前显示受区松质骨与皮质骨的比例，这一比例有利于移植材料的选择：

1. 仅皮质骨：自体骨移植。
2. 皮质-松质骨：选择何种移植材料取决于哪一种骨占主导地位，但如果松质骨占主导地位，选择就没那么重要了。

牙槽嵴保存术

强有力的临床证据表明，与单纯依靠血凝块的愈合相比，牙槽嵴保存技术通常能更有效地限制拔牙后水平向和垂直向骨丧失。事实上，牙槽嵴的保存显著地保持了牙槽嵴的宽度和高度（图9.1）。普遍的观点是，大多数骨移植材料对于牙槽嵴保存都是有效的，它们之间只发现了微小的差异。

在牙槽嵴上进行外部增量手术，无论是水平的还是垂直的，都比"内部"增量的手术困难，例如上颌窦区域。共识是牙槽嵴缺损的垂直向骨增量通常比水平向骨增量的成功率低。然而，在水平向和垂直向骨增量手术中，使用自体骨块比使用同种异体颗粒材料能获得更多的骨量增加。植入在水平向和垂直向骨增量术后愈合良好的牙槽嵴的种植体存留率很高。

值得注意的是，尽管自体骨移植手术对修复严重吸收的缺牙区牙槽嵴是有效且可预期的，但种植体存留率低于植入原始骨的种植体存留率。

影响移植物移植位点种植体存留的复杂因素包括：

- 该区域供血不足、外伤或大面积手术，这些对种植的预后都会产生不利影响
- 吸烟者的术后并发症和种植体预后不良的发生率较高
- 影响骨代谢的全身性疾病，例如未控制的糖尿病、头颈部放疗和双膦酸盐治疗，是骨增量的相对禁忌证，或至少在一定程度上预示长期的种植失败

膜

种植时GBR通常与膜联合使用，主要目的是阻挡非成骨组织干扰GBR治疗后的骨再生。

许多类型的膜已应用于实验和临床（见附录C）。由此出现了许多关于不同膜[2]的性质和生物学结果的研究和临床文章。膜通常具有多孔结构，

但最佳孔隙率以及膜孔隙率在GBR膜屏障功能中的确切作用仍不确定。然而，似乎除了提供屏障功能外，膜还可能积极参与GBR过程中骨缺损的再生过程。临床医生在准备放置膜时，需要选择使用可吸收材料或不可吸收材料，有几个决定性因素，见表9.1。

表9.1　屏障膜的选择

因素	可吸收	不可吸收
成本	费用更高	费用更低
原位存留时间	4~6个月	永久的
易取出性	非必要	必须取出

目前，尚不清楚是可吸收膜还是不可吸收膜具有更好的临床性能和表现。然而，因为理想情况下骨移植物需在不受干扰下放置4~6个月，以达到最可预期的种植前骨再生效果，因此使用可吸收膜取代需要取出的不可吸收膜似乎是明智的。值得注意的是，由于膜暴露的并发症的发生率较高[3]，所以最好在膜上进行一期创口关闭。

GBR临床步骤

图9.2显示了一种常见的需要利用GBR提供满意的种植位点的临床情况。

步骤1：采用松解切口翻瓣（图9.3）。

步骤2：对缺损的骨板去皮质化以增加移植物的血供（图9.4）。

步骤3：放置膜［例如，细胞质可吸收再生组织基质（RTM）/Kontour™］。

步骤4：放置移植材料（例如，Directgen™矿化皮质–松质颗粒骨）。

步骤5：使用非创伤性缝线（例如，不可吸收的Cytoplast PTFE）无张力缝合种植位点（图9.5）。

上述步骤的临床应用，见图9.6~图9.9。

上颌窦底提升术

另一种常见的临床情况是需要进行上颌窦底提升术，即当拟植入部位的垂直骨高度不满足最小6mm的要求时。

步骤1：使用定位钻和放射线片确定骨高度：注意上颌窦底皮质骨与上颌骨后部的软髓骨"感觉"不同。

步骤2：环钻到确定的骨高度。

步骤3：突破皮质骨骨壁（图9.11）。

步骤4：拔牙位点（图9.10）和骨预备手术位点（图9.12）。

步骤5：近景确认上颌窦黏骨膜完整（图9.13）

步骤6：植入种植体（图9.14）。

(a)

(b)

(c)

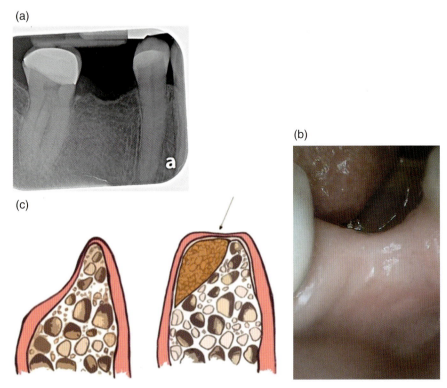

图9.2 （a）和（b）狭窄牙槽嵴的放射线片和临床照片。（c）在种植术前需要进行GBR手术的狭窄牙槽嵴示意图。

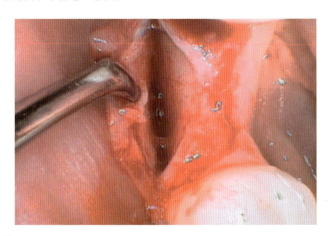

图9.3 翻瓣。

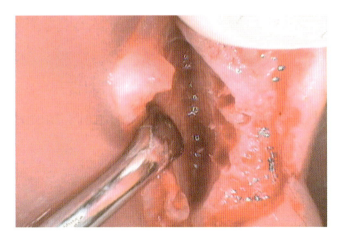

图9.4　缺损的颊侧骨板去皮质化。

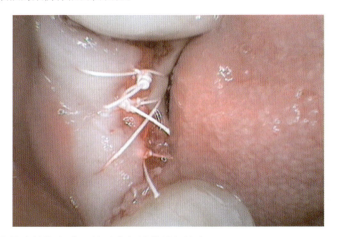

图9.5　在骨移植物和膜覆盖后进行瓣的关闭缝合。

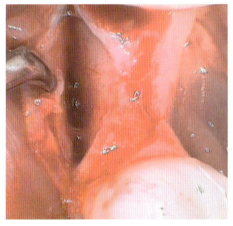

图9.6　手术前和愈合9个月之后的临床情况。

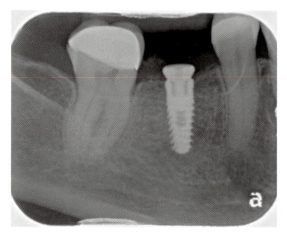

图9.7 植入种植体。

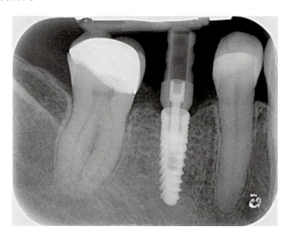

图9.8 种植体水平取印模。

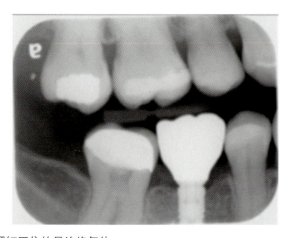

图9.9 戴入螺钉固位的最终修复体。

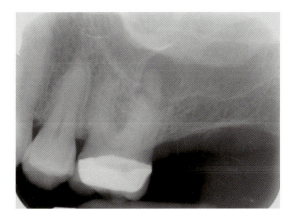

图9.10　根折的26。

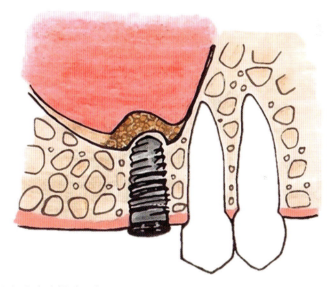

图9.11　上颌窦底内提升示意图。

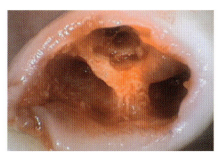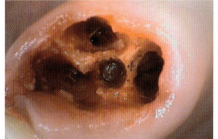

图9.12　拔牙位点和备洞。

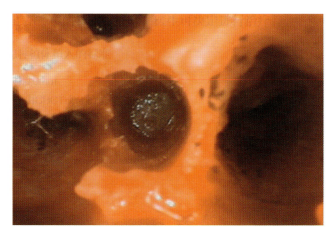

图9.13 近景确认上颌窦黏骨膜完整。

(a)

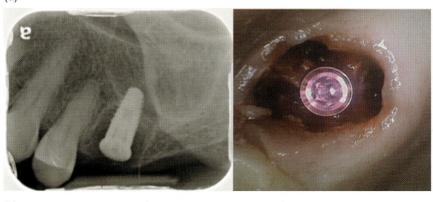

(b)

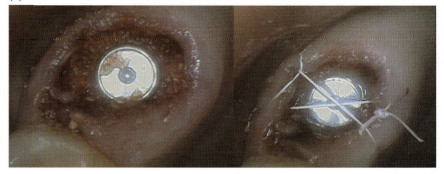

图9.14 （a）种植体植入。（b）植骨与缝合。（c）拆除缝线后2周随访。（d）取模型。（e）术后1年的放射线片。

(c)

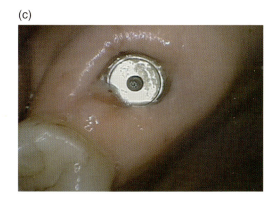

(d)

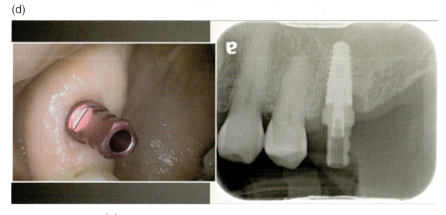

(e)

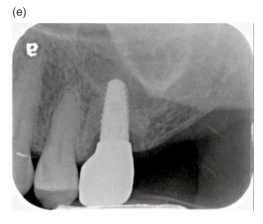

图9.14（续）

注意

种植前GBR治疗的保险报销代码（如适用）如下：

D6104：种植同期植骨。

D7953：牙槽窝保存术。

D4266：使用可吸收膜的GBR。

D4267：使用不可吸收膜的GBR。

临床医生在计划进行任何包含或不包含骨移植的任何形式的种植手术时，还应特别注意以下事项：

a. 向患者提供一份清晰而简明的关于预期的手术步骤和提出相应治疗方案的原因的报告

b. 受过教育的患者不仅能够更加积极配合和遵守医嘱，而且还会成为一个热心的推荐人

c. 确保患者清楚地了解治疗过程和花费，如向患者提供一个清晰、简单的价格表

d. 培训员工关于种植手术过程的内容，并为患者的需求提供最佳的护理

总结

在口腔种植学中，骨移植被用来发展或者改良潜在的手术位点。在拔牙的同时进行牙槽窝保存术，有利于将拔牙位点发展成将来的种植手术位点。如果存在骨壁缺损，可用屏障膜来阻止上皮细胞长入移植材料内。上颌窦底可以通过垂直向或通过水平向侧壁手术入路加骨量，以利于种植体的植入。对骨移植技术的掌握使得几乎所有位点都有种植的潜力。

参考文献

[1] Duong, T.T., Gay, I., Diaz-Rodriguez, J. et al.(2016). Survival of dental implants placed in grafted and non-grafted bone: a retrospective study in a university setting. *Int. J. Oral Maxillofac. Implants* 31(2): 310–317.

[2] Elgali, I., Omar, O., Dahlin, C., and Thomsen, P.(2017). Guided bone regeneration: materials and biological mechanisms revisited. *Eur. J. Oral Sci.* 125: 315–337.

[3] Machtei, E.E.(2001). The effect of membrane exposure on the outcome of regenerative procedures in humans: a meta-analysis. *J. Periodontol.* 72(4): 512–516.

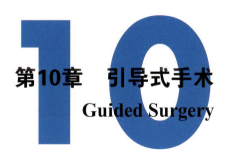

第10章　引导式手术
Guided Surgery

自从外科医生开始种植牙以来，不断有进步和创新。创新蓬勃发展的领域之一是引导式种植手术。早期的种植计划包括二维的放射线片和骨探测，同时要求临床医生通过翻瓣使骨结构可视化。因此，早期的植入手术因为涉及许多未知的过程往往是不可预测的。

修复导板已经广泛用于种植计划与植入过程中。以修复为基础的导板是一种模式或模板，它可以帮助外科医生可视化最终修复体的位置。例如，透明的复制义齿或模型上模拟牙齿"吸附"的丙烯酸（图10.1和图10.2）。修复导板的一个主要问题是修复目标和骨结构并不总是匹配，即一种使导板无效并创造妥协性修复的情况。

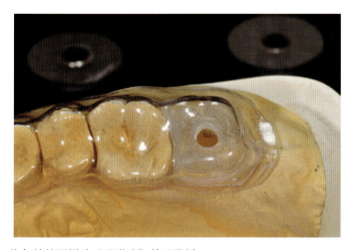

图10.1　修复性的丙烯酸"吸附式"单牙导板。

The ADA Practical Guide to Dental Implants, First Edition. Luigi O. Massa and J. Anthony von Fraunhofer.
© 2021 The American Dental Association. Published 2021 by John Wiley & Sons, Inc.

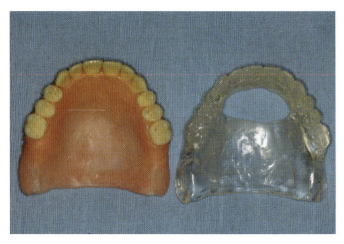

图10.2 修复性的全透明复制义齿导板。

影像

自20世纪中期以来，放射学一直是牙科的支柱，而放射线是发现和识别各种口腔问题的有效方法。虽然普遍应用，但从传统的放射线片上可识别的信息是有限的，并且对于异常和病变的位置缺乏精确性，这可能会在计划种植手术时带来问题。

随着放射线计算机层断层扫描（CT）成像的引入，也被称为计算机层析成像或计算机轴向层析成像（CAT）[1-4]，更高的放射学精度成为可能。这种诊断成像方法现已被美国口腔颌面放射学会认为是口腔种植计划[5]的关注参数之一。

事实上，放射线CT有2种，虽然它们都使用低剂量的放射线束，但根据它们各自的放射线束几何尺寸，它们获取成像数据的模式有所不同。这2种模式或类别分别是扇形束CT和锥形束计算机断层扫描（CBCT）。

扇形放射线扫描仪是将狭窄的扇形放射线通过患者的头部投射出来，并由安装在与放射线源同一轴面但相反于稳定患者头部的扫描仪/探测器收集。所以，放射线源和探测器在患者头部周围同步移动。在操作过程中，图像被逐层拍摄，然后这些图像被复杂的计算机软件堆叠并处理，相比传统的放射线片[3]可生成更高精度的、详细的头部二维横截面图像。此外，现代成像系统使用多探测器序列与单探测器扇形束CT系统相比，大大减少了扫描时间，从而降低了使用的放射线剂量。并且，这些现代仪器使3D图像成为可能。

与扇形束CT不同，CBCT系统基于体面断层扫描，使用发散或锥形即3D

射入放射线束。在手术过程中，CBCT系统进行360°扫描，放射线源和往复区域探测器在患者头部周围同步移动。在一定的间隔时间内，探测器系统获取单个投影图像，即基础图像。这些图像类似于侧位头部影像学图像，但每一个图像都与下一个图像略有偏移；基础投射图像的序列被称为投影数据。然后，系统软件使用这些图像数据生成一个3D体积的数据集，该数据集用于提供3个正交平面（轴向、矢状和冠状）的重建图像。

CBCT在牙科中的引入是口腔种植计划中的巨大进步，使外科医生能够在三维上可视化各种结构。医生创造了建立CBCT放射导板的技术。早期CBCT扫描仪非常昂贵，而制作一个CBCT放射导板是相当费时费力的，因为使CBCT数据应用于手术中非常复杂。这通常涉及到制造带有无线电不透明标记的设备，在进行CBCT时必须使用这些标记。尽管有相反的说法，但这些导板只是种植手术的辅助，因为它们缺乏精确度，且准确性有限。

如今，可用的技术可形成一个精简和无缝的工作流程来创建极其精准的手术导板。有一组软件使这成为可能。该软件将CBCT的数据［医学数字成像和通信数据文件（DICOM）］与扫描弓或扫描模型的数据［立体平版（STL）数据文件］的数据合并。这些合并的数据使临床医生将骨骼结构与牙齿和软组织的关系可视化。该软件还可以模拟出目标修复体，并绘制出例如下牙槽神经等关键结构，使临床医生能够进行"虚拟手术"。

虚拟手术是利用所有可用的信息在软件上进行手术。这包括选择种植体型号以及将种植体定位在最佳位置。图10.3~图10.7说明了虚拟外科手术的作用。

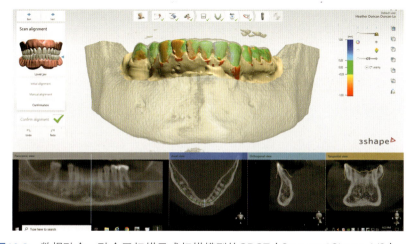

图10.3 数据融合：融合了扫描弓或扫描模型的CBCT（Source: 3Shape A/S）。

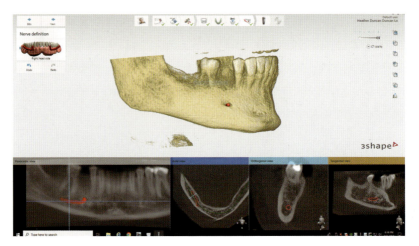

图10.4 被标记的下颌神经（Source: 3Shape A/S）。

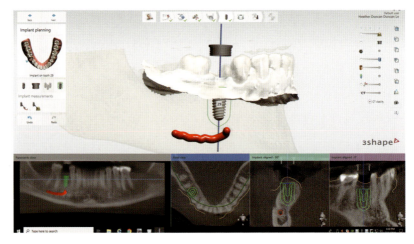

图10.5 进行虚拟手术（Source: 3Shape A/S）。

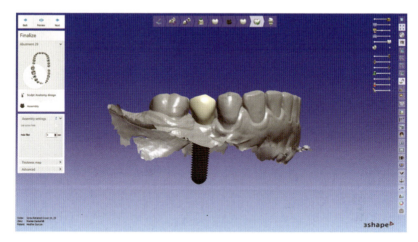

图10.6　虚拟手术与计划的修复体关联（Source: 3Shape A/S）。

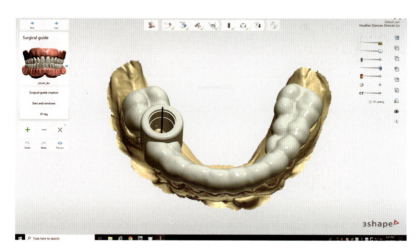

图10.7　手术导板设计（Source: 3Shape A/S）。

手术导板的设计是基于虚拟手术的。手术导板的制作要匹配扫描弓或扫描模型。手术导板是使用3D打印机（图10.8）或压膜丙烯酸树脂制成的。种植工具有金属套管，对应于插入手术导板的钻针工具盒。导板可以进行消毒并用于手术。

图10.9和图10.10说明了虚拟手术过程和遵循以下程序时的实际手术结果。

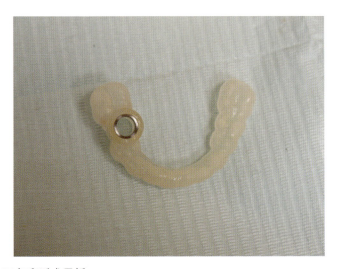

图10.8 3D打印手术导板。

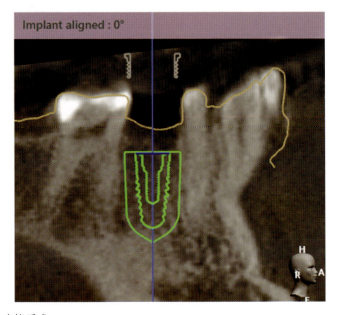

图10.9 虚拟手术。

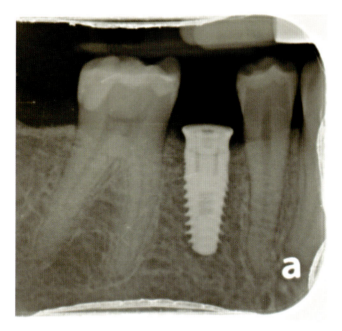

图10.10 实际手术结果。

引导式种植手术改变了种植医学。它使临床医生在所有三维方向上精确规划种植体的位置。它的主要优点是，可提高精度并保护重要结构，因为临床医生现在可以调整、预测和避开重要结构和骨结构。

引导式种植手术不仅对临床医生有很大的好处，对患者也有很多好处，例如：

- 手术速度更快
- 由于减少了皮瓣翻开的需要术后肿胀减少
- 由于避开了所有重要结构手术更安全

临床医生熟悉新技术所花费的时间和精力以及在该技术上的投资将随着时间的推移得到充分回报，因为：

a. 手术更安全，可能更准确和更快

b. 在种植体规划和植入上有更高的精确度

c. 种植修复更精确，美学效果提高

d. 减少手术时间，减少疼痛，更安全，患者更满意

e. 减少患者的压力

总结

手术导板有助于改善种植牙的临床结果。标准的2D放射线片（全景放射线片和根尖周放射线片）仅允许医生在近-远中向、垂直向2个维度上观察骨。CBCT在牙科中的应用使临床医生在近-远中向、垂直向和水平向3个维度上看到完整的骨结构。现代手术计划软件将CBCT 3D放射线片与石膏模型或口内牙齿和软组织的扫描相结合。这可以形成一个精确的以修复为导向的种植计划。手术导板随后被打印出来用以引导备洞。

参考文献

[1] Hsich, J. (2003). *Computed Tomography: Principles, Design, Artifacts, and Recent Advances. SPIE Monographs*. Bellingham, WA: Society of Photo-Optical Instrumentation Engineers.

[2] Kalender, W.A. (2006). X-ray computed tomography. *Phys. Med. Biol.* 15 (13): R29–R43.

[3] Sukovic, P. (2003). Cone beam computed tomography in craniofacial imaging. *Orthod. Craniofac. Res.* 6 (1): 31–36.

[4] Scarfe, W.C., Farman, A.G., and Sukovic, P. (2006). Clinical applications of cone-beam computed tomography in dental practice. *J. Can. Dent. Assoc.* 72 (1): 75–80.

[5] White, S.C., Heslop, E.W., Hollender, I.G. et al. (2001). Parameters of radiologic care: an official report of the American Academy of Oral and Maxillofacial Radiology. *Oral Surg. Oral Med. Oral Pathol. Oral Radiol. Endod.* 91 (5): 498–511.

第11章 复杂种植：即刻种植位点
Complicated Implant Placement: Immediate Sites

　　即刻种植是在牙或牙根拔除后即刻植入骨内种植体的一种手术过程。延期种植在拔牙后4～6个月进行，此时拔牙位点已愈合，无论是否进行过骨移植。当临床医生在面对某些迫切需要解决的临床问题时，应考虑即刻种植。例如，这些临床问题包括但不限于：

- 失败的根管治疗
- 极差的牙周状况
- 1颗不可再修复的牙齿
- 外伤导致的牙齿缺失或严重损伤

　　图11.1中可以看到一些需要即刻种植的、典型的紧急情况。

　　表11.1概述了为解决上述临床问题，临床医生和患者决定进行即刻种植的依据。

　　然而，如果要圆满解决相关临床问题并取得可预测的成功，必须满足某些标准，并建议遵循以下要求：

- 非创伤性拔牙
- 完整的颊侧及腭侧/舌侧骨板
- 无化脓或活动性感染
- 良好的口腔及全身健康状况
- 种植体初始稳定性为30N·cm的植入扭矩

The ADA Practical Guide to Dental Implants, First Edition. Luigi O. Massa and J. Anthony von Fraunhofer.
© 2021 The American Dental Association. Published 2021 by John Wiley & Sons, Inc.

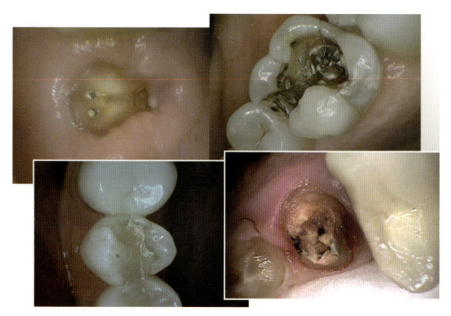

图11.1   典型的需要即刻种植的口腔紧急情况。

表11.1   即刻种植的依据

临床效果可预期
患者接受度和满意度高
一次手术vs两次或三次手术
当需要时，可以进行固定临时修复
复诊次数少
最终修复所需时间更短（通常为3～4个月）

　　如果病例情况不满足上述任何要求，则应延期植入，直至治疗方法生效。

　　图11.2和图11.3显示了需要种植修复的根管治疗失败患牙和伴随严重骨丧失[1]的牙周病患牙这两个病例。

　　在这两个病例中，骨缺损的大小都需要进行骨移植来修复。因此，在植骨后骨缺损位点愈合和骨修复完成之前，不应进行即刻种植。

　　当然，即使满足上述条件，仍然有一些因素会影响即刻种植的成功（或失败）。同样的因素和手术考虑也适用于延期种植，如本书其他章节所讨论的（第4章、第6～8章）。其中，两个最重要的决定成功的因素是没有化脓和感染，以及种植体植入位点周围足够良好的骨量。即刻种植成功

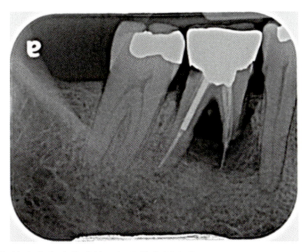

图11.2 根管治疗失败伴随着牙根吸收和骨丧失。

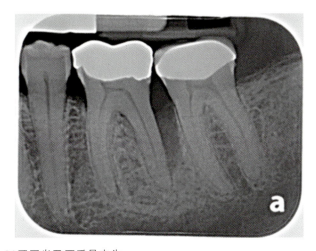

图11.3 36牙周炎及严重骨丧失。

的另一个重要方面是确保初始稳定性。

　　同样重要的是，在制备种植窝洞的过程中，对周围骨的损伤要控制到最小，这在一定程度上取决于避免在手术钻孔过程中过多产热。要实现这一目标意味着必须小心控制所施加的力和种植钻的转速、钻头的设计、备洞过程中钻头与骨的接触面积，并且必须在整个手术过程中进行有效的盐水冲洗。

　　即刻种植的步骤如下：

a. 如有必要，进行翻瓣手术

b. 用末端锋利的切割钻在略偏向腭侧/舌侧的进行定点，以避免增加颊侧骨丧失

c. 备洞尺寸小1钻以获得初始稳定性

d. 将种植体植入腭侧/舌侧的中央，避免接触颊侧骨板

e. 将种植体放置在骨嵴下方1～2mm处

f. 用脱矿皮质/松质颗粒骨移植充填跳跃间隙

g. 不要尝试一期创口关闭

只有当从拔牙窝中可以检查到骨板时，才不建议拔牙后进行翻瓣。由于颊侧骨板较薄，翻瓣会导致骨丧失增加。定点定位以使后续的钻保持同一位点。钻头通常会选择阻力最小的路径，这可能会导致不正确的定位。由于即刻种植时种植体很少会完全包含在骨中，因此建议减小备洞尺寸，以增加植入扭矩，提高初始稳定性。例如，如果植入一颗直径4.7mm的种植体，在逐级备洞过程中使用4.2mm的钻头作为最终钻。如果种植体不能很容易地按照预定的植入路径进入拔牙窝，则可能需要至少扩大种植窝洞的上半部分。

请注意，许多种植体制造商提供完整的为种植体的使用而设计的手术工具盒，这极大地简化了备洞和种植体植入程序（图11.4）。

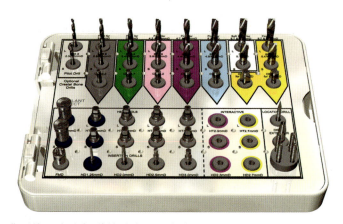

图11.4 典型的口腔手术/种植手术工具盒（Source: Courtesy of Implant Direct Inc.）。

治疗流程

1.手术（拔牙/种植）。

2.2周复查。

3.组织重塑，如有必要，可使用临时修复体或个性化愈合基台。

4.制作并戴入螺钉固位的最终修复体。

5.长期随访。

种植手术

　　理想情况下，在即刻种植体植入时，种植体应放置在颊侧骨嵴板下方1～2mm处（图11.5）。

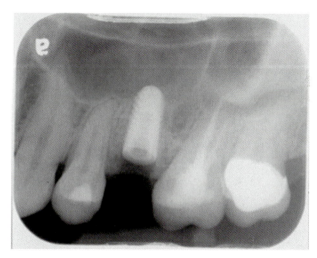

图11.5　在颊侧骨嵴板下2mm即刻植入种植体。

　　综上所述，种植体植入的最佳位置如下：

- 理想情况下，如果有空间，种植体位于拔牙窝根方2mm
- 上颌前牙：在腭侧骨板内，沿腭侧骨板植入
- 前磨牙：沿腭侧/舌侧骨板植入
- 磨牙：近远中方向的中心，并在骨间隔处偏腭/舌侧种植

　　当临床医生遵循以下原则时，可获得最佳效果：

- 使用定位钻定点定位并指导备洞
- 保持种植体在偏腭侧/舌侧的位置
- 不让种植体接触颊侧骨板

　　在拔牙难度大的情况下，可以在拔牙时进行窝洞预备以获得挺出牙根的空间从而可能有利于拔牙（图11.6～图11.9）。

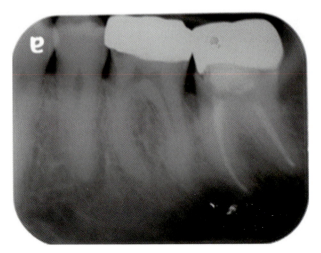

图11.6 37修复失败。

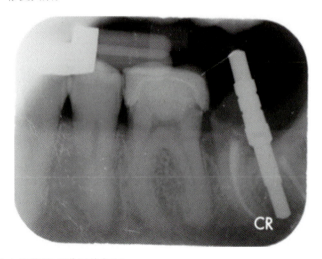

图11.7 为方便拔牙而进行的备洞。

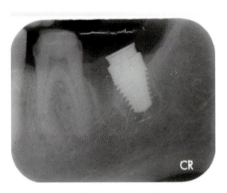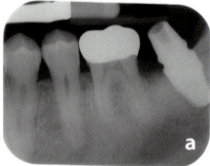

图11.8 种植体植入及取印模。

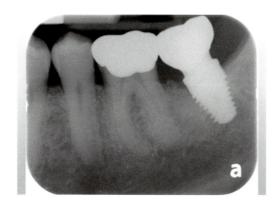

图11.9 螺钉固位的氧化锆冠。

即刻临时修复

关于即刻种植，即刻临时修复已经被提到过多次了。这种方法至少有两个重要的好处，第一个好处是软组织轮廓的维持（图11.10）。图11.11显示了维持穿龈轮廓的第二个影像学病例。

即刻临时修复的第二个好处是为患者提供了一个固定的临时修复体（图11.12～图11.14）。

必须牢记的是，在任何临时修复中，为了尽量减少对种植体或骨的有害咬合或咀嚼的影响，临时修复都应是无功能和脱离咬合的。要让患者意识到使用临时修复体时要非常小心。

(a)

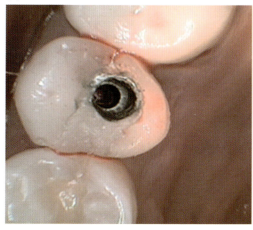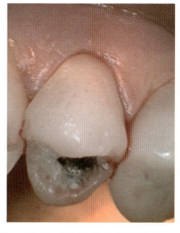

图11.10 （a）螺钉固位临时修复体。（b）螺钉固位临时修复体的放射线片。（c）螺钉固位E.max最终修复体的放射线片。（d）螺钉固位E.max修复体修复的即刻种植。

(b)

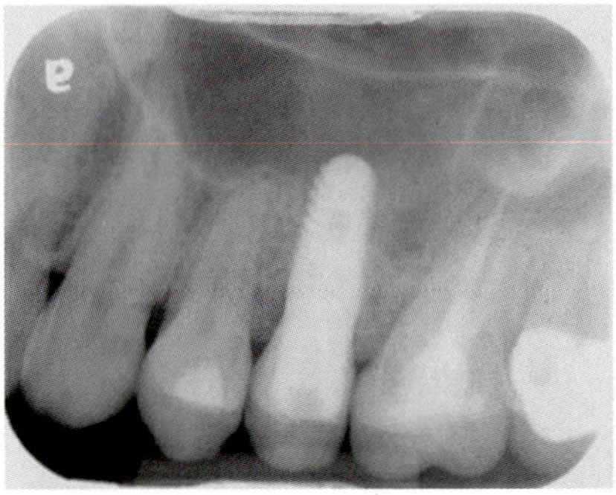

(c)

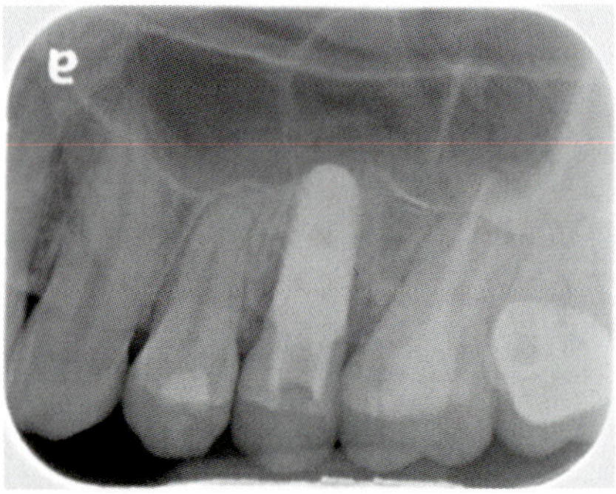

(d)

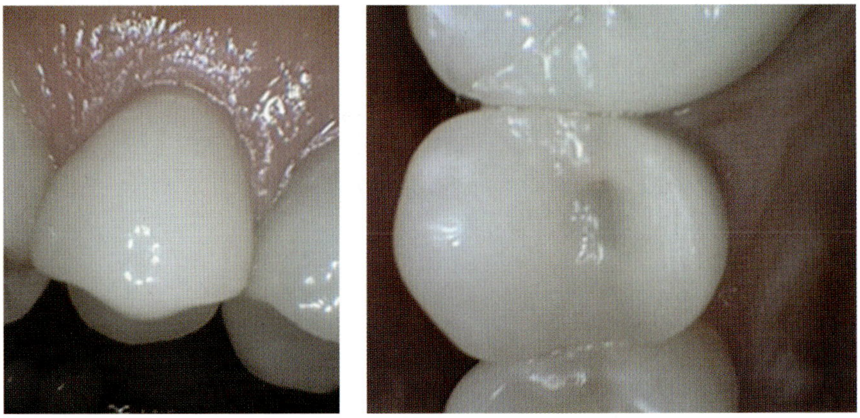

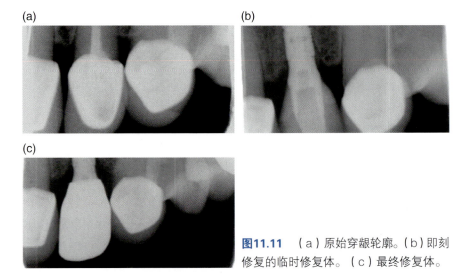

图11.10（续）

(a)

(b)

(c)

图11.11 （a）原始穿龈轮廓。（b）即刻修复的临时修复体。（c）最终修复体。

(a)　　　　　　　　　　　　(b)

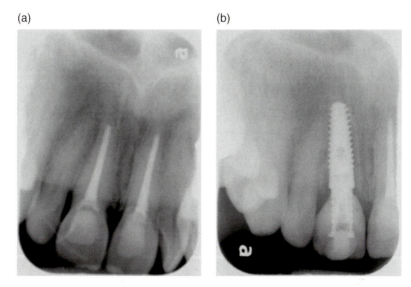

图11.12 （a）和（b）显示了根折后即刻种植和临时修复。

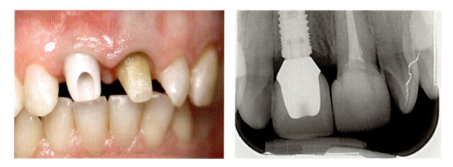

图11.13 个性化氧化锆基台和最终E.max修复体。

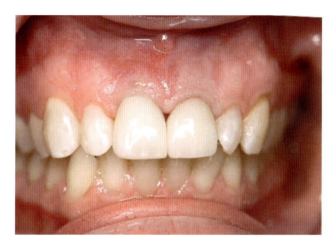

图11.14 最终修复的临床照片。

临时修复体的类型

在即刻种植临时修复的背景下，临时（或暂时）修复分为两类：螺钉固位和粘接固位临时修复体（见第13章）。

我们的首选方案是使用钛/塑料临时基台制作螺钉固位临时修复体。我们之所以采用这种方法是因为它允许进行组织塑形，并避免使用水门汀或粘接剂固位修复体。

螺钉固位临时修复体的治疗流程如下：

1. 制作临时修复模板（术前印模）。

2. 将临时基台（图11.15）置入种植体中，但不要旋紧螺钉。

3. 用临时材料对临时基台进行Pick-up操作。

4. 采用流动复合材料调整穿龈轮廓。

5. 螺钉孔打开。

6. 螺钉固位临时修复体试戴调节。

7. 旋紧螺钉固位临时基台至扭矩15N·cm。

8. 用棉球和复合树脂充填螺钉孔。

图11.16和图11.17是显示了这种技术的放射线片。

(a)　　　　　　　　　　　　　(b)

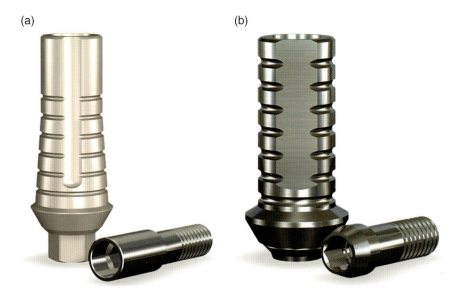

图11.15 （a）聚醚醚酮（PEEK）临时基台。（b）钛临时基台（Source: Courtesy of Implant Direct）。

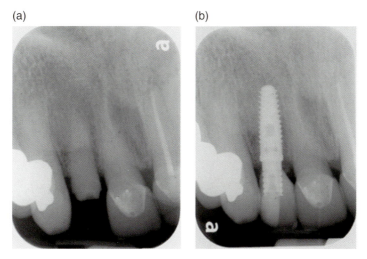

图11.16 （a）修复失败的放射线片。（b）钛临时基台和临时材料Pick-up。

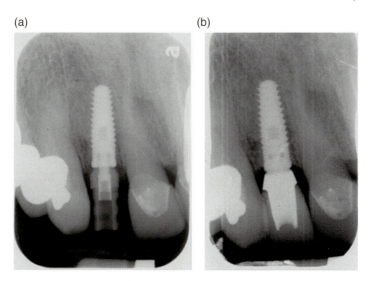

图11.17 （a）置入转移杆的放射线片。（b）氧化锆基台和E.max最终修复体。

宽径种植体

在某些临床情况下，更大直径的种植体，也就是所谓的宽径种植体，会优先于标准种植。这些植体特别适用于处理以下4种情况：

- 要更换的牙齿有一个融合根。在拔牙时，磨牙融合根会形成一个大的拔牙窝。这就需要一个更大直径的种植体来获得初始稳定性
- 需要加强初始稳定性

- 为磨牙修复体获得一个理想的穿龈轮廓
- 未来预期的咬合力高于平均值

    宽径种植体的使用和修复过程的步骤，见图11.18～图11.24。

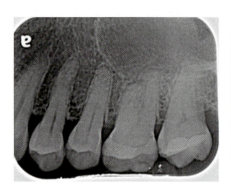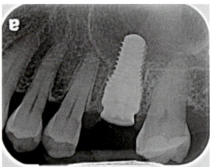

图11.18 26牙根纵折的放射线片和植入宽径种植体的放射线片。

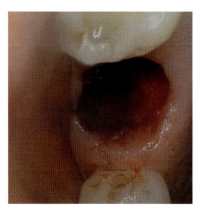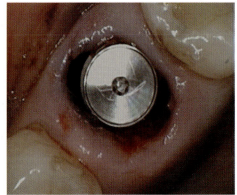

图11.19 窝洞预备及种植体植入。

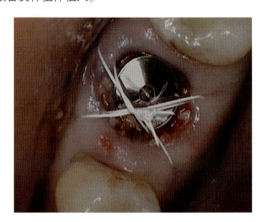

图11.20 种植位点缝合。

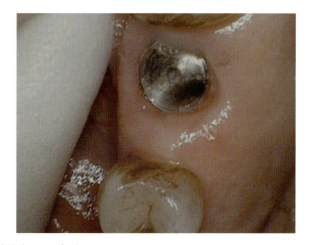

图11.21　种植术后2周复查。

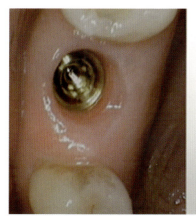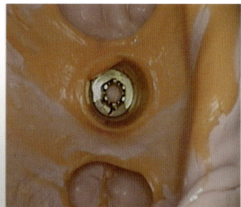

图11.22　Legacy 4系统8周后组织愈合情况及制取的印模。

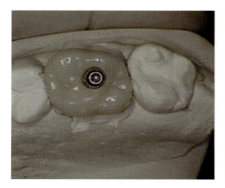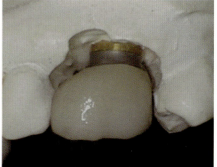

图11.23　Legacy 4螺钉固位的氧化锆冠及Ti-base基台。

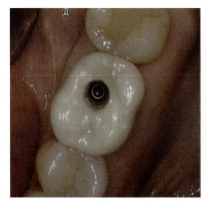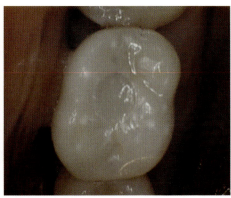

图11.24 Legacy 4螺钉固位的氧化锆冠与Ti-base基台口内戴入。

总结

在即刻种植的情况下，成功的4个必要因素为：

- 非创伤性拔牙
- 完整的颊侧及舌侧/腭侧骨板
- 没有化脓/感染
- 种植体初始稳定性（基台扭矩≥30N·cm）

显然，其他因素在即刻种植的成功或失败中也起到重要的作用，但根据笔者的经验，这4个因素似乎对即刻种植的成功至关重要。然而，正如第15章所讨论的，确保即刻种植体在植入后无动度及咬合超负荷可能是骨结合的重要决定性因素，如果没有达到这些要求，种植体能否成功将受到质疑。

参考文献

[1] Massa, L. and von Fraunhofer, J.A.(2018). Socket grafting large defects with delayed implant placement. *EC Dent. Sci.* 17(12): 2207–2212.

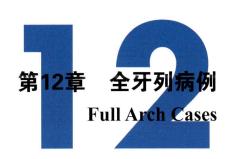

第12章　全牙列病例
Full Arch Cases

　　无牙颌全球的患病率正在增长[1]，它对患者的影响越来越受到关注。尤其是无牙颌患者由于难以咀嚼或清晰说话而遭受的生理痛苦，以及由于面部美观变差和越来越不愿意微笑而遭受的心理困扰和社交限制[2]。如今，解决无牙颌及其相关问题的最佳方法是使用骨内种植体支持的固定或覆盖义齿。事实上，植入两颗或更多颗种植体（种植体的数量取决于需要做修复的颌骨和相关病例的具体情况）如今已是无牙颌修复治疗的标准模式[3-5]。

　　全牙列病例定义为用种植体支持的修复体来重建修复整个牙弓。由于患者群体的需求量巨大以及教育程度的提高，口腔种植的全牙列种植修复变得越来越流行。种植牙使传统的活动义齿越来越不被接受。然而，与种植体支持的种植修复体相关的费用可能使传统活动义齿成为许多患者唯一可行的选择。

　　我们发现，无牙颌患者通常会抱怨佩戴全口义齿（CD）时遇到的各种问题，并且许多全科牙医出于各种各样的原因不愿与全口义齿患者打交道。其中最重要的原因是，这些全科医生几乎不可能为全口义齿患者提供持久且完全令人满意的解决问题的方案。

　　关于全口义齿患者和牙医的关注点包括但不限于表12.1中所示的因素。

　　当然，这些问题中有许多是相互关联的，例如固位力差与拔牙后吸收的牙槽嵴相关。同样，错𬌗、牙槽嵴吸收和颞下颌关节（TMJ）问题之间通

The ADA Practical Guide to Dental Implants, First Edition. Luigi O. Massa and J. Anthony von Fraunhofer.
© 2021 The American Dental Association. Published 2021 by John Wiley & Sons, Inc.

表12.1 患者/临床医生对全口义齿的关注点

固位力差，尤其是下颌义齿
美学（凹陷的面部外观）
面部垂直距离丧失
咀嚼痛
口腔卫生不良和口臭
容易受到义齿下食物颗粒的刺激
错𬌗
颞下颌关节问题
义齿染色和磨损
对鹅口疮（念珠菌病）的易感性
味觉、热敏和质地敏感性受损
牙槽嵴吸收
需持续清洁和灭菌
刺激性咽反射
经常需要其他义齿辅助固位手段
口腔中有异物感
限制了咀嚼和切割功效

常存在关系。所有这些都会导致咀嚼疼痛和不适。

口腔卫生差、义齿异味和念珠菌感染在全口义齿中很常见，义齿的染色和磨损以及美学效果不佳也是如此。许多与患者相关的问题，可以通过定期和高效/有效地清洁修复体以及每天使用抗菌漱口水来解决。但讽刺是，正如本书其他地方所提到的，全口义齿［和可摘局部义齿（RPD）］佩戴者在注意口腔和修复体的卫生方面，通常没有表现出足够的勤奋，如果在他们在有牙时就进行了上述护理，也许就不用佩戴可摘义齿了。

然而，全口义齿的某些"缺点"无法消除，特别是味觉受损、缺乏热/冷敏感性以及口腔内异物感导致的心理影响。此外，大多数全口义齿佩戴者都意识到他们的咀嚼力只有不足天然牙的50%，而当这些患者咬坚硬的食物（例如，苹果、玉米棒等）时，通常会遇到相应的问题。基于这些原因，大量电视广告宣传着种植牙的便利和成功，越来越多的患者开始寻求用种植体支持的修复体来代替全口义齿的治疗。

无牙颌患者的治疗方式

全牙列种植修复病例是当今牙科领域最复杂的病例。它涉及许多因素，包括生物、功能（咬合）和美学。因此，我们将讨论仅限于两种类型的义齿：种植覆盖义齿和种植固定桥。

种植覆盖义齿

种植覆盖义齿是由可摘戴的配件组成，由种植体和黏膜共同支持，利用基台和义齿附件进行固位。图12.1显示了无法保留牙列的术前全景片，图12.2显示了拔牙和骨愈合后种植体的植入。阳性附件置于修复体内（图12.3），阴性附件则置于颌骨内的种植体之上。

种植覆盖义齿解决了传统活动义齿的几个主要问题，主要体现在：

- 提供更大的咀嚼力（≥50%天然牙列患者的咀嚼力）
- 提高切割能力
- 提高固位力/无须义齿固位剂

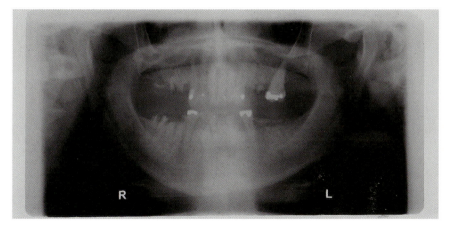

图12.1　无法保留牙列的术前全景片。

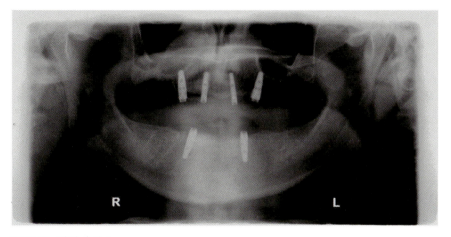

图12.2　种植体植入。

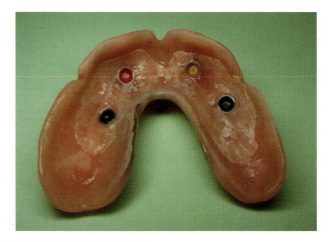

图12.3 修复体内阳性附件的组织面观。

- 或可为因咽反射不能忍受义齿的患者去除腭侧基托
- 如果去除腭侧基托，则可改善味觉、热敏和感觉能力
- 减少口腔异物感
- 确定了正确的垂直距离，改进了咬合并减少了颞下颌关节问题

　　种植体支持的覆盖义齿可以是传统全口义齿的一种完全令人满意且可行的经济性替代方案（图12.4），当然使用种植体修复多颗缺失牙还是存在一些缺点的（表12.2）。尽管如此，许多全口义齿患者和即将成为无牙颌的患者，还是选择用种植体支持的覆盖义齿来解决之前提到的问题。

　　表12.3概述了为有牙和无牙颌患者提供根状种植体和种植体支持的上部结构的治疗方案。

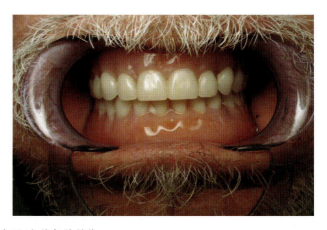

图12.4 术后4年修复体就位。

表12.2　种植体相对于传统全口义齿、固定桥和可摘局部义齿的缺点

- 短期成本高于传统全口义齿
- 需要手术
- 一般来讲，治疗时间较长：3~6个月
- 需定期维护

表12.3　为有牙和无牙患者提供根状种植体和种植体支持的上部结构的治疗方案

有牙患者	无牙患者
1. 即刻义齿的初步印模	1. 现有义齿的重衬
2. 评估颌骨关系	2. 种植体植入
3. 评估蜡型	3. 修复基台就位的覆盖义齿的最终印模
4. 拔牙/牙槽成形术、种植体植入、即刻义齿戴牙（种植体植入可能是即刻或延迟）	4. 评估颌位关系
	5. 评估蜡型
5. 组织塑形	6. 最终修复体/口内连接附件
6. 修复基台就位的覆盖义齿的最终印模	
7. 评估颌位关系	
8. 评估蜡型	
9. 最终修复体/口内连接附件	

　　由于天然牙和种植体支持的覆盖义齿都有一些独特的临床要求和治疗目标，因此为这些特定的治疗方式研发了专门的附件。

　　附件包括修复体中的阳性附件（图12.5a，b），以及放置在颌骨或牙根中的阴性附件（图12.6）。

　　种植体支持的覆盖义齿是无牙颌或无前牙患者的最佳选择（图12.7）。

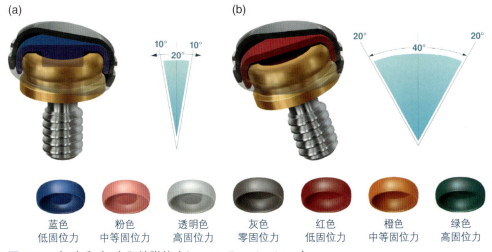

图12.5　（a）和（b）阳性附件（Source: Zest Anchors）。

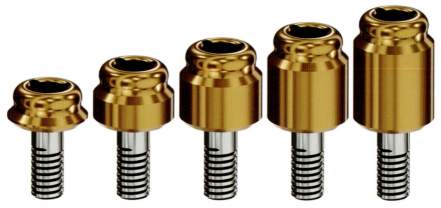

图12.6 阴性基台（Source: Zest Anchors）。

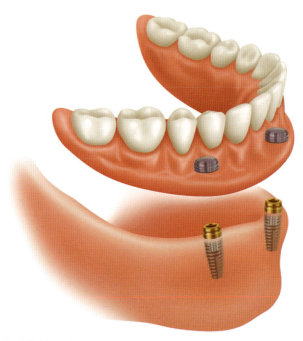

图12.7 种植体支持的覆盖义齿。

种植固定桥（S）

　　虽然种植体支持的覆盖义齿为许多患者提供了满意的结果，但它仍然是一种可摘义齿，许多患者对活动义齿持有负面态度，事实上，确实也存在一些负面因素。尽管塑料和丙烯酸树脂已经有了很大改进，但对许多患者和牙医来说，它们仍不如氧化锆等材料。基于这些原因，全牙列固定种植修复体在许多情况下是最佳的治疗选择。

种植体支持的固定桥是一种完全由种植体负荷的修复体，而种植体支持的覆盖义齿是一种由黏膜和种植体共同负荷的修复体。种植体支持的固定桥可分为两种主要修复体：

- 仅修复牙齿的桥体
- 同时修复牙齿和组织的桥体

仅修复牙齿的桥体通常也被称为"牙冠和桥修复体"（图12.8和图12.9），其标准与传统的天然牙支持的三单位桥体的标准基本相同。修复缺失的牙齿和组织的桥体通常被称为"混合修复"，并遵循许多与全口义齿相同的标准。

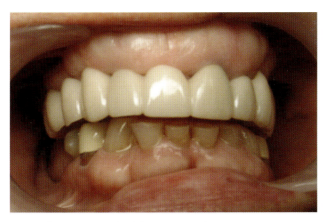

图12.8 种植体支持的氧化锆固定桥病例，随访2年。

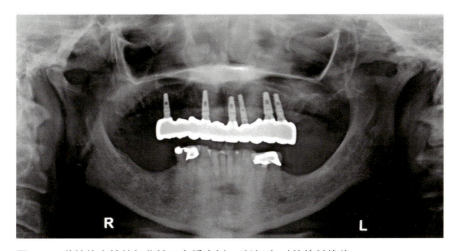

图12.9 种植体支持的氧化锆固定桥病例，随访2年时的放射线片。

种植体支持的固定桥的优点是：

a. 患者无须取下修复体

b. 恢复了功能

c. 可以使用生物相容性好的材料（例如，氧化锆）

种植体支持的固定桥的缺点是：

a. 成本，通常远高于覆盖义齿

b. 修复更复杂

c. 需要定期维护

d. 在大范围修复的病例中，也可能缺乏本体感觉

最广泛接受的上部结构是"固定-可拆卸"的形式。固定-可拆卸修复体被定义为易于拆卸的修复体。最常见的方式是螺钉固位的修复体。通常，4~6颗种植体植入在牙弓中，并且可以使用配件让修复体固定在这些种植体上。多基基台（图12.10）是完成这种操作中最常用的配件。多基基台也被称为螺钉接收基台，因为上部结构是被拧入在这些基台上的。

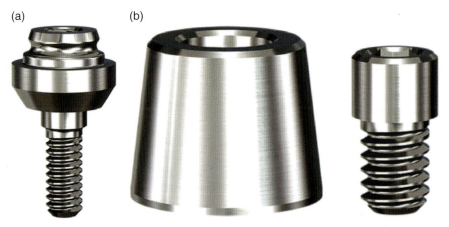

(a) (b)

图12.10 （a）和（b）多基基台和多基愈合帽（Source: Implant Direct）。

材料选择

种植体支持的固定-可拆卸修复体（也被称为固定全口义齿或混合修复体）通常是用纯钛杆卡支撑丙烯酸树脂"牙龈"或基托和人工牙[5]。尽管这种方法很受欢迎并被广泛使用，但已经发现其修复（主要是生物材料）并发症比其生物并发症要常见得多[6-7]。特别是金属-丙烯酸混合修复体最常见

的生物材料并发症是后牙区义齿的磨损[8]。

此问题现在通过使用种植体支持的全锆固定全牙列义齿来解决[9]。使用氧化锆的优势在于其生物力学性能，特别是高达$6MPa \cdot m^{1/2}$的断裂韧性和极高的弯曲强度（≤1200MPa）[10]。这些强度特性与其美学品质相结合，是使用氧化锆材料制造一体式全牙列修复体的原因，尤其是在垂直咬合距离有限的情况下。

近期，一项对种植体支持的全牙列氧化锆修复体进行的回顾性研究发现，在2000多例病例中，断裂发生率不到1%[9]。此类修复体的磨耗不是临床问题，因为氧化锆具有非常出色的耐磨性[11]。然而，相应，全锆混合修复体最常见的并发症是对对颌修复体的磨耗[8,12-14]。

总结

无牙颌或在不久后的将失去剩余牙齿的患者，应被给予恢复牙列的多种方法选择。传统义齿存在许多问题——主要是固位差。种植体可通过使用基台或附于固定义齿。种植体也可为患者提供固定的修复方案。这些固定的修复方案通常是采用螺钉固位的修复体，来恢复天然牙列的形态、功能和美观。

参考文献

[1] Douglass, C.W., Shih, A., and Ostry, L. (2002). Will there be a need for complete dentures in the United States in 2020? *J. Prosthet. Dent.* 87: 5–8.

[2] Anjum, M.S., Monica, M., Rao, K.Y. et al. (2017). Does tooth loss have an emotional effect? A cross-sectional and comparative study on nondenture wearers and complete denture wearers. *J. Indian Assoc. Public Health Dent.* 15 (3): 247–251.

[3] Brånemark, P.I., Adell, R., Breine, U. et al. (1969). Intra-osseous anchorage of dental prostheses. I. Experimental studies. *Scand. J. Plast. Reconstr. Surg.* 3: 81–100.

[4] Zarb, G.A. and Zarb, F.L. (1985). Tissue integrated dental prostheses. *Quintessence Int.* 16: 39–42.

[5] Sadowsky, S.J. (2007). Treatment considerations for maxillary implant overdentures: a systematic review. *J. Prosthet. Dent.* 97: 340–348.

[6] Papaspyridakos, P., Chen, C.J., Chuang, S.K. et al. (2012). A systematic review of biologic and technical complications with fixed implant rehabilitations for edentulous patients. *Int. J. Oral Maxillofac. Implants* 27: 102–110.

[7] Dhima, M., Paulusova, V., Lohse, C. et al. (2014). Practice-based evidence from 29-year outcome analysis of management of the edentulous jaw using osseointegrated dental implants. *J. Prosthodont.* 23: 173–181.

[8] Box, V.H., Sukotjo, C., Knoernschild, K.L. et al. (2018). Patient-reported and clinical outcomes of implant-supported fixed complete dental prostheses: a comparison of metal-acrylic, milled zirconia, and retrievable crown prostheses. *J.*

Oral Implantol. 44: 51–61.

[9] Bidra, A.S., Tischler, M., and Patch, C. (2018). Survival of 2039 complete arch fixed implant-supported zirconia prostheses: a retrospective study. *J. Prosthet. Dent.* 119: 220–224.

[10] Park, J.H., Park, S., Lee, K. et al. (2014). Antagonist wear of three CAD/CAM anatomic contour zirconia ceramics. *J. Prosthet. Dent.* 111: 20–29.

[11] Janyavula, S., Lawson, N., Cakir, D. et al. (2013). The wear of polished and glazed zirconia against enamel. *J. Prosthet. Dent.* 109: 22–29.

[12] Maló, P., Araújo Nobre, M.D., Lopes, A., and Rodrigues, R. (2015). Double full-arch versus single full-arch, four implant-supported rehabilitations: a retrospective, 5-year cohort study. *J. Prosthodont.* 24: 263–270.

[13] Gonzalez, J. and Triplett, R.G. (2017). Complications and clinical considerations of the implant-retained zirconia complete-arch prosthesis with various opposing dentitions. *Int. J. Oral Maxillofac. Implants* 32: 864–869.

[14] Cardelli, P., Manobianco, F.P., Serafini, N. et al. (2016). Full-arch, implant-supported monolithic zirconia rehabilitations: pilot clinical evaluation of wear against natural or composite teeth. *J. Prosthodont.* 25: 629–633.

第13章 修复体的螺钉固位与粘接固位
Screw-Retention vs Cement Retention of Restorations

整个种植体系统不同部分之间连接的稳定性是临床重建成功的重要因素。对于单冠尤其如此，因为基台和种植体之间需要牢固的互相锁定。种植体–基台连接的稳定性受配件匹配、加工精度、唾液污染和螺钉预负荷等因素的影响。

第3章、第6章和第11章简要介绍了通过螺钉或粘接剂将最终修复体固定到基台上。哪种方法"更好"仍然存在争议。一些临床医生更偏向选择螺钉固位，而其他医生则选择使用树脂基或树脂"粘接剂"来固位修复体（图13.1）。

修复体的粘接固位

目前国际上的共识是在以下情况下可推荐使用粘接固位：

- 对于边缘齐平或高于组织水平的短牙弓修复体
- 当螺钉孔穿过修复体的颊侧时，为了增强美观效果
- 种植体位置不佳的情况
- 降低初始治疗成本
- 进入受到严重限制或患者张口度十分有限的情况

使用粘接固位通常可以简化修复体的技工室制造程序。将修复体通过粘固剂固定在基台上，这可能是唯一一种令人满意地连接修复体和种植体

The ADA Practical Guide to Dental Implants, First Edition. Luigi O. Massa and J. Anthony von Fraunhofer.
© 2021 The American Dental Association. Published 2021 by John Wiley & Sons, Inc.

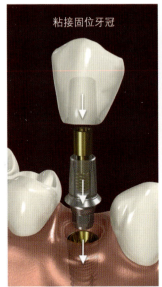 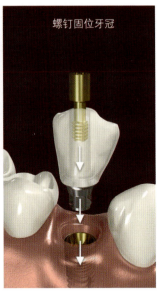

粘接固位牙冠 　　　　　　　　螺钉固位牙冠

图13.1　牙冠的粘接和螺钉固位（Source: Courtesy of Implant Direct）。

的方法，尤其是在种植体的连接通道受限的情况下。在某些情况下，具有完整的修复体表面是有美学优势的，例如螺钉孔开在前牙唇侧的情况下。

　　然而，粘接固位的修复体也存在一些问题，特别是在修复体失败或需要更换的情况下。这时候，从基台上取下已粘接的修复体，比简单地拧下螺钉拆除修复体的难度要大得多。粘接固位修复体的另一个重要问题是，修复体和基台之间的粘接剂总有一定的厚度。这样的后果是，如果使用黏稠的粘接剂或有厚的粘接剂膜，修复体可能无法完全就位在基台上。因此，修复体边缘和基台之间可能存在间隙（图13.2）。在修复学中，修复体无法完全就位是众所周知的，外线角的间隙可能非常大[1-2]。

　　这种间隙的存在会导致许多问题，包括粘接剂渗出等。后者导致液体和细菌进入，这可能会引起相当严重的问题，即种植体周骨丧失。

　　还应该注意的是，种植体周炎的一个发病原因，是种植体相关的粘接剂引起的感染，这通常是过量的粘接剂进入种植体周围组织的结果。出现此问题的后果，包括探诊出血、化脓和可能的种植体周围附着丧失增加。临床研究表明，种植体周围组织中出现多余粘接剂的情况，可能会因种植体直径的增加而严重。但是，多余粘接剂的存留时间通常取决于粘接剂的类型。例如，特殊的甲基丙烯酸酯种植体粘接剂更容易引起化脓的发展和牙周病原体的生长。这个主题将在第14章中再次讨论。

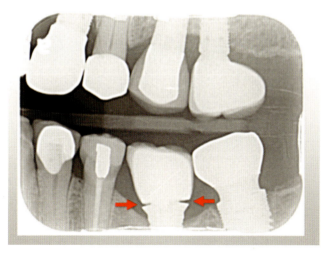

图13.2　修复体和基台之间因粘接剂而产生的间隙。

如果需要使用粘接固位修复体，基台必须与牙龈水平平齐，或者仅略低于牙龈组织水平（0.5mm），这一点至关重要。这样才能很好地去除多余的粘接剂。

螺钉固位修复体

种植医生一直关注的一个领域，是与粘接固位牙冠相关的种植体周炎的可能性，这偶尔会导致种植体失败。为了降低这种风险并避免粘接固位可能引起的并发症，许多牙医提倡使用螺钉固位牙冠和桥（图13.3）。

在以下情况下，建议使用螺钉固位修复体：

- 在颌间距最小的情况下
- 避免粘接剂边缘，从而避免粘接剂残留的可能性
- 当修复体的易摘戴性很重要或可能有必要的时候
- 在美学区，促进过渡区的组织轮廓塑形和调整（例如，穿龈轮廓的塑形）

需要明确的是，为了实现螺钉固位，建议将种植体植入在以修复为导向的三维位置。

种植体基台连接到种植体或支架上的多种机制已阐述，不同的种植系统在连接体的几何形状、材料和整体螺钉固位力学方面有所不同。其中一些差异已在第3章中指出。临床医生常常会担心基台螺钉会随着时间的推移而松动。但文献[3]表明，基台螺钉松动在单颗种植体修复中很少见，单颗种

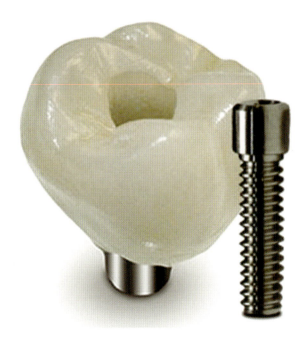

图13.3 螺钉固位的牙冠。

植修复体的5.2年存留率为98.4%[4]。获得如此高成功率的原因之一是修复螺钉连接到基台时所涉及的力学机制。

无论螺钉和基台的设计如何，唾液和血液等污染物都会在修复体连接过程中渗入基台螺钉孔并覆盖在螺纹表面。这种效应，连同表面涂层的存在，将改变种植体复合体中表面摩擦系数。摩擦行为的这种变化会通过它们对预负荷扭矩、剩余扭矩和移除扭矩产生影响来影响螺钉松动的阻力。然而，最近的研究表明，在所有摩擦条件下，松开基台螺钉所需的移除扭矩都小于植入扭矩。另外，降低匹配表面的摩擦系数会增加螺钉松动的阻力，因为会增加剩余扭矩。换句话说，如果临床医生有意用具有生物相容性的润滑剂污染基台螺钉，则可能会增加移除扭矩，从而降低螺钉松动的风险。也有迹象表明，使用镀金螺钉可能优于未镀金螺钉，因为它们的使用会降低螺钉–基台界面的摩擦系数，从而通过增加剩余扭矩来增强螺钉抗松动的能力。

然而，关于螺钉固位牙冠有一个重要问题，那就是螺钉孔对牙冠强度的影响。螺钉孔会干扰咬合面的连续性并降低修复体强度，根据不同的牙冠材料，这种减少量可能高达50%。修复体强度的降低可能会导致修复体发生断裂，特别在咬合很重和有异常功能习惯（例如，磨牙症）的患者中。

使用临时粘接剂或低保留率粘接剂粘接的有问题的种植冠需要被拆除和维修，可以用易于制作的临时冠代替，直到最终修复体完成。相比之下，如果螺钉固位牙冠出现问题，更换牙冠比修理牙冠可能更加困难和昂贵，同时临时修复体可能比粘接固位冠面临更大的挑战。这种巨大差别促使了混合螺钉固位牙冠（可螺钉固位）的发展，这是一种把预制的、技工室制作螺钉孔的氧化锆或硅酸锂/二硅酸锂材料粘接到种植体（钛基底）上，在口腔外清洁的修复方式。混合螺钉固位牙冠可以降低纯螺钉固位或粘接冠将来出现并发症的风险。

尽管这两种牙冠–种植体固位方法之间似乎存在争议，但临床报告显示，螺钉固位修复体和粘接固位修复体在上颌前牙的成功率相当[5]。总种植体存留率为96.4%，螺钉固位组和粘接固位组的存留率无统计学差异。此外，大多数临床医生和患者评估的结果相似。基于大多数临床医生和患者评估的成功参数的研究结果表明，螺钉和粘接固位的修复体在上颌前牙中是相同的。

因此，第14章将详细讨论螺钉固位的修复体选择。

总结

种植修复体的主要两种修复选择是螺钉固位修复和粘接固位修复。螺钉固位修复体是一种"一段式"修复体，修复体直接通过螺钉孔拧到种植体上。通常，螺钉孔会使用保护螺钉的材料［特氟隆胶带、棉球或聚乙烯硅氧烷（PVS）］和复合树脂材料填充。螺钉固位修复体的主要优点是易于摘戴牙冠和避免粘接剂残留。众所周知，种植体边缘的粘接剂残留会导致种植体周黏膜炎和种植体周炎。粘接固位修复体是由基台和修复体组成的两段式修复体。将基台拧到种植体上，修复体粘接到基台上。通常，在粘接前在基台中放置特氟隆胶带、棉球或PVS来保护螺钉。粘接固位修复体的主要优点是可以保持修复材料的完整性。

参考文献

[1] McLean, J.W. and von Fraunhofer, J.A. (1971). The estimation of cement film thickness by an *in vivo;* technique. *Br. Dent. J.* 131: 107–111.

[2] Dimashkieh, M.R., Davies, E.H., and von Fraunhofer, J.A. (1974). Measurement of the cement film thickness beneath full crown restorations. *Br. Dent. J.* 137: 281–284.

[3] Theoharidou, A., Petridis, H.P., Tzannas, K., and Garefis, P. (2007). Abutment screw loosening in single-implant restorations: a systematic review. *Int. J. Oral Maxillofac. Implants* 23 (4): 681–690.

[4] Tey, V.H.S., Phillips, R., and Tan, K. (2017). Five-year retrospective study on success, survival and incidence of complications of single crowns supported by dental implants. *Clin. Oral Implants Res.* 28 (5): 620–625.

[5] Sherif, S., Susarla, S.M., Hwang, J.W. et al. (2011). Clinician- and patient-reported long-term evaluation of screw- and cement-retained implant restorations: a 5-year prospective study. *Clin. Oral Investig.* 15 (6): 993–999.

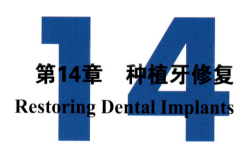

第14章　种植牙修复
Restoring Dental Implants

计算机辅助设计/计算机辅助制造（CAD/CAM）技术最初是为工业制造开发和商业化的，如今在牙科领域越来越重要。事实上，它几乎彻底改变了牙冠和桥的制作，并已成为制作牙冠和局部固定义齿的首选方法。与传统牙科相比，借助内部CAD/CAM系统，牙医通常可以在一天之内完成义齿的制作和修复。

基于计算机的牙科技术的不断发展，为牙科专业提供了改进临床工作流程的新机会，如上所述促进了口腔修复体的制作。在过去10年左右的时间里，口腔修复体的CAD/CAM成为一种成熟的制造工艺，尤其是对于全瓷修复体。随着最近口内扫描系统的推出，数字化技术已能取代传统的治疗工作流程。大量的临床试验表明，在完全数字化的工作流程中，制作的单颗牙修复体的临床就位程度等于或优于传统制作的修复体。此外，与传统印模相比，数字化印模可以更省时并提高患者和临床医生的治疗舒适度。

除了数字化技术的不断改进，适合CAD/CAM流程的新修复材料也推动了数字化工作流程的进步和优化。近年来，生物材料研究的重点是开发兼具充分半透明、机械强度增高和更省时的加工程序的材料。

The ADA Practical Guide to Dental Implants, First Edition. Luigi O. Massa and J. Anthony von Fraunhofer.
© 2021 The American Dental Association. Published 2021 by John Wiley & Sons, Inc.

CAD/CAM口腔医学

尽管大多数牙医可能在某种程度上熟悉CAD/CAM口腔医学，但在这里进行简短的讨论可能会有所帮助。因为口腔种植学的主要趋势，是在除了种植手术之外，其他各个方面也都最大限度地利用数字化技术。

有许多用于数字化修复流程的系统，虽然每个系统的具体细节各不相同，但所有系统的操作都依赖于相近的基础理论，并且所有的CAD/CAM系统都包含3个组件：

- 数字扫描仪或成像系统
- 用于将扫描图像处理成允许制作修复体数据的软件
- 利用数据制作修复体的硬件

整个过程从利用计算机软件设计修复体的三维（3D）图像开始。成像系统现在可以记录相邻牙列和对颌牙列的影像以及咬合记录的数据。将信息上传到计算机后，将组装成一个数据文件，该文件与计算机的内部牙齿形状库一起用于设计修复体。

在植入种植体和放置愈合帽，手术区域愈合到种植体充分骨结合后，使用口内扫描仪对种植体和相邻的牙齿进行扫描（图14.1）。另外，一些临床医生也会在种植体植入的时候扫描手术区域，以便进行修复设计。

图像或数字印模的数字化是由扫描仪中的记录软件和记录到计算机中的数据实现的。专用软件会创建一个虚拟修复体，例如恢复缺失牙列的修复体（图14.2）。在技术方面，这个过程被称为逆向工程，构成了整个操作的CAD部分。软件将此虚拟数据传输到铣床，在那里将陶瓷或复合树脂的实心（整体）块加工成修复体（图14.3）。后续的过程是操作中的CAM部分。可以在研磨的陶瓷冠或桥的表面上烧制染色和上釉，以纠正修复体单一颜色的外观（图14.4）。然后，在患者的口腔中调整修复体并用粘接剂或螺钉固定到位。

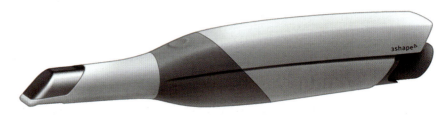

图14.1 口内扫描仪。

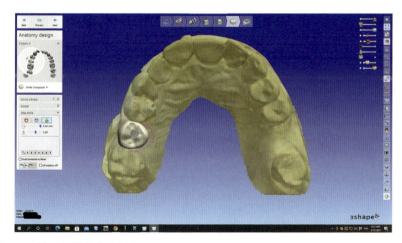

图14.2 模型扫描的数字图像。

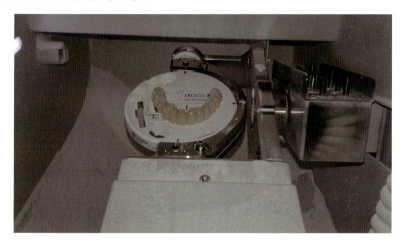

图14.3 一个完整的CAD/CAM制造的修复体。

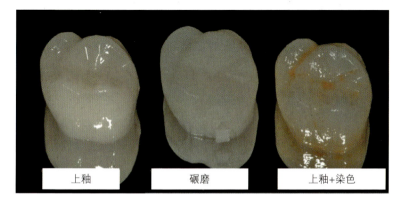

| 上釉 | 碾磨 | 上釉+染色 |

图14.4 CAD-CAM陶瓷修复体的表面处理和表征（Source: Courtesy of Sirona Dental Inc., Charlotte, NC）。

CAD/CAM系统既可搭配相邻技工室的修复体制作硬件，实现椅旁操作，也可将数字数据发送到远程生产中心。

通常，用于种植体的CAD/CAM口腔修复体，是由陶瓷或复合树脂的实心（整体）块铣削而成，与修复后的牙冠或邻牙的基本色调尽量匹配。金属合金也可以铣削或数字化生产，通常用于咬合紧和/或磨牙症患者的后牙区。下面讨论修复材料的选择。

应该提到的是，增材制造（曾经被称为快速成型）现在已经进入了CAD/CAM口腔领域。起初，增材制造，也被称为3D打印，几乎是制造口腔修复体的实验性的技工工艺，但现在人们对其在口腔医学中的适用范围越来越感兴趣。增材制造的基本概念与对实心块铣削物体（修复体）的减材制造过程完全相反。

术语"3D打印"通常适用于所有类型的增材制造，但该术语应仅指通过使用打印机技术（例如，打印机头或精密喷嘴）沉积材料来制造物体。事实上，"增材制造"严格地指的是根据3D数据构建对象，通常是逐层构建，直到制造完成。3种最常见的增材制造方法是选择性激光烧结（SLS）、直接金属激光烧结（DMLS）和选择性激光熔化（SLM）。SLS和DMLS基本上是相同的过程，因为所施加的激光束通过部分融合将沉积材料中的颗粒聚结，但没有实现完全熔化。当这种烧结方法用于非金属材料时，它通常被称为SLS，而"DMLS"是用于处理金属颗粒的术语。相比之下，使用SLM技术时，金属颗粒完全熔化，然后冷却、凝固构造物体。虽然这两种工艺有些相似，但不同于DMLS，使用SLM加工的物体不会出现孔隙，因为沉积颗粒的完整熔化/冷却循环确保了制造物体的更高的坚固性和密度。

CAD/CAM技术的优缺点

许多商用CAD/CAM系统均可用，包括CEREC（CERamic REConstruction）、Planmeca、E4D、3Shape Dental和Cera等系统。椅旁和技工室CAD/CAM系统的示例，见图14.5和图14.6。除了越来越多的可用的CAD/CAM系统外，技术的也在持续进步，包括越来越通用的软件、牙列的直接数字记录和在铣削操作中具有更高的速度和精度的CAM单元。

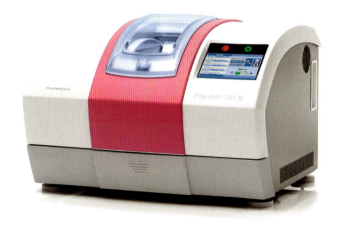

图14.5　CAD/CAM椅旁操作系统（Source: Courtesy of E4D）。

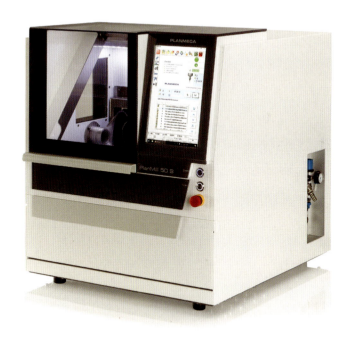

图14.6　CAD/CAM技工室系统（Source: Courtesy of Planmeca）。

　　基于集成种植学软件的现代口腔医学CAD/CAM技术使牙医能够使用手术导板精确规划种植治疗和实施钻切手术（图14.7）。将CAD/CAM软件与3D成像数据相结合可提高安全性，有助于防止因任何术中错误而引起的问题。

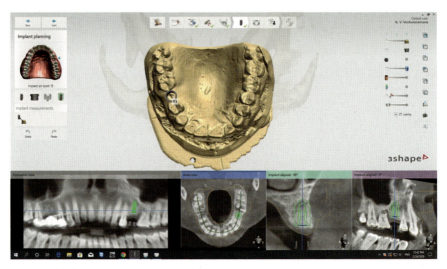

图14.7　计算机生成的种植体植入计划。

　　理想情况下，CAD/CAM修复体应该完美贴合，但CAD/CAM修复体可能经常需要进行一些调整，以确保与正确的咬合准确匹配，尤其是在基牙和种植基台以及对颌牙列方面。匹配精度会因所使用的CAD/CAM系统和用户之间的差异而有所不同，一些系统的精度标准比其他系统更高，而经验丰富的操作员则能获得更高的精度。

　　一般来说，从整体块上铣削全瓷修复体并用"釉质"陶瓷分层制作，可以更好地与周围牙列融合以获得美学效果，理想情况下，修复后的种植体将成为具有解剖学和功能学兼备的完美修复体。CAD/CAM提高了修复体的一致性并标准化了生产过程。它提高了技工室和临床操作的生产力，同时为牙医提供了以高精度使用新材料的机会。此外，数字化牙科使牙医能够将数字印模发送到技工室，以便用一个陶瓷块研磨修复体，这些修复体的缺陷更少，并且可以在几分钟而不是几小时内完成修复体制作（图14.8）。然而，CAD/CAM的初期投入比较大，并且咬合细节可能经常需要手动修改以达到最佳结果。此外，牙医的技术和手术方法可能需要适应

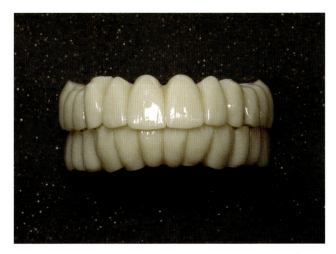

图14.8　CAD/CAM生成的全牙列修复体。

CAD/CAM和铣削技术的需求。通常，这包括具有连续边缘的正确的牙齿（基台）的预备，一般采用斜面的形式，以便扫描仪可以识别。此外，应避免无肩预备体和平行壁的设计，以及避免具有圆形切牙和咬合边缘的预备体造成的应力集中。

必须强调的是，CAD/CAM技术有一个学习曲线，因此"一次就诊"一开始可能并不总是可行的，特别是在需要多次行进制造后的调整的情况下。修改计算机生成的修复体设计（手术的CAD阶段）以获得最佳边缘并避免氧化锆修复体出现脆弱的刃状切缘需要实践、经验和技能。

使用数字化修复技术进行种植修复有很多优势，尤其是与传统技工室制造的修复体相比，修复体的交付速度明显更快，而且患者就诊次数可能更少。此外，对于氧化锆块切削的修复体，无须重新上釉或热处理和/或重新铸造金属冠和桥，就可以相对容易地进行微调。在完成的数据文件传输到CAM单元进行处理之前，还可以在CAD图案上细化边距、触点等。

然而，根据所使用的系统和特定病例，数字化修复可能是近似值，而不是与患者牙列的精确匹配，并且无法始终保证准确咬合。因此，美观可能会受到影响，并且通常存在咬合不平衡的风险。这些影响的出现是因为CAD/CAM修复程序的技术不能总是保证良好的边缘密合，而陶瓷和树脂修复体的边缘也不能像金牙冠一样被锻造。必须指出的是，基于软件更新和改进、更全面的数据库以及CAM领域中改进的铣削技术，牙科CAD/CAM技术几乎每天都在进步。

修复材料

尽管可以使用铸造和烤瓷熔附金属冠（PFM）/修复体，但当今大多数数字化种植修复体都是由高强度陶瓷制成的。此外，基于修复树脂的高强度复合材料也已经专门为CAD/CAM应用开发。

然而，根据所选的修复材料，CAD/CAM生成的修复体可能存在美学局限，通常取决于它们是在牙科诊所创建还是外包给远程牙科技工室。根据牙医的要求和/或技工的技能，CAD/CAM修复体可以分层以提供更自然的外观，改善美学并避免单一颜色外观。

每种修复材料也有不同的影像学结果。如果CAD/CAM修复材料是氧化锆，则修复体将是放射线阻射的，与金属修复体相当。然而，氧化铝、二硅酸锂和一些复合树脂材料是透射的，这一特性使牙医能够追踪天然牙列的潜在龋齿。

许多陶瓷数字化修复体具有高强度、自然半透明性和荧光性，通常具有良好的贴合性。此外，使用白榴石增强玻璃陶瓷等材料，可以对修复体进行抛光和个性化处理（图14.3）。陶瓷修复体还具有出色的耐化学性，并且可能较少受到例如牙菌斑积聚和其他材料的染色等问题的影响。另外，一些材料不具有高弯曲强度或断裂韧性，它们会使对颌牙发生磨损，这部分将在下面讨论。由于CAD/CAM修复体是由整体材料块加工而成，因此它们通常比渐进式修复体（例如，瓷修复体和多层复合材料）更坚固。

如上所述，过去种植牙冠主要由金属烤瓷制成，但现代趋势是使用更美观的全瓷冠，由二硅酸锂或氧化锆[1]制成，在美学要求严格的病例中，首选二硅酸锂。然而，作为带有螺钉孔的种植牙冠材料，对这种材料的长期性能知之甚少。

基于氧化锆的牙冠和修复体已被用作金属烤瓷修复体的替代物，因为它们不含金属且呈白色。事实上，由于材料的生物相容性和优异的机械性能，基于氧化锆的修复体是大部分缺损牙齿的首选修复方法。另外，由于材料的不透明性，氧化锆内冠通常必须用饰瓷改善美观，但是这造成了双层修复。饰面瓷内的粘接断裂是在饰面氧化锆修复体中最常见的临床问题之一，但通过CAD/CAM制造氧化锆整体牙冠避免了这个问题。不仅可以将修复体铣削成具有不同透光度的解剖轮廓，还可以通过使用一些染色技术来提高整体修复体的美观度。如下所述，与人类牙釉质本身甚至其他修复材料相比，整体氧化锆牙冠在临床上似乎对对颌牙的牙釉质造成的磨损更严重，并且当需要戴牙后咬合调整时，这个问题会加剧。这是因为使用金刚砂车针进行咬合调整会显著增加氧化锆的表面粗糙度，从而增加了修复与对颌牙的磨损。此外，氧化锆咬合面抛光不充分会导致整个表面出现密集分布的裂纹，会损害机械性能。这个问题在理论上不仅是氧化锆的问题，也是所有玻璃陶瓷的问题。

CAD/CAM复合树脂具有高弯曲强度和断裂韧性，其磨损特性与牙釉质相当，避免了对对颌牙的损伤。它们比陶瓷更容易制作和抛光，并且可以使用光固化复合着色剂轻松地进行个性化染色。它们还具有可以在口腔中修补修复体的优势。此外，由于复合修复体具有树脂基体，因此内部（就位）表面相对容易处理以促进粘接。相比之下，陶瓷修复体在粘接之前可能需要氢氟酸蚀刻和硅烷处理。另外，与所有基于树脂的修复体一样，它们在使用中可能会受到染色和磨损。

在第13章中讨论了与种植修复体的螺钉固位与粘接固位，但这里应该提到的是，数字化修复体通常使用双固化粘接剂进行固定，但如果足够透明，也可以使用光固化粘接剂。不推荐将光固化玻璃离子粘接剂（GIC）和树脂改性玻璃离子粘接剂（RMGI）用于全瓷修复，因为随着时间的推移，吸湿膨胀会导致其断裂。

研究表明，根据印模技术和选择的修复材料的不同[1-2]，数字化修复体的边缘间隙通常为60~150μm，即与传统（铸造）修复体相似[3-4]。粘接材料可能会溢出或磨损，尤其是在边缘较宽或开放的情况下。对于已修复的种植牙，未检测出过量粘接剂的频率主要取决于所用粘接剂的类型。与氧化锌–丁香酚粘接剂相比，像甲基丙烯酸酯粘接剂可能会留下更多未被发现的过量的粘接剂，种植体周炎的发生率更高，引起种植体周围的骨丧失更严重。已经发现在直径较大的种植体周围组织中剩余粘接剂的存留明显更多。

当贵金属或半贵金属牙冠粘接到钛种植体时，可能发生电偶腐蚀，造成骨坏死和种植失败。然而，必须指出的是，螺钉固位修复体也可能发生混合金属修复体–基台连接处的电偶腐蚀。

磨损与磨蚀

　　修复体的磨损是一种复杂的现象，会受到多种因素的影响，包括材料的微观结构、环境影响以及患者的行为和特征。一般认为，表面硬度的巨大差异可能是磨损和磨蚀的一个促进因素。另外，对饰面瓷的研究发现，磨损与其硬度没有直接关系，更多是由其组成成分、颗粒大小和晶体分布决定的。事实上，表面粗糙度和磨损之间似乎确实存在相关性，当咀嚼咬合面的晶体尺寸 < 5μm时，磨损是磨蚀的主要因素。研究表明，当表面抛光而不是上釉时，由二硅酸锂和氧化锆引起的氧化铝表面磨损会减少。

　　通常，磨损会导致原始解剖结构的丧失和修复体垂直尺寸的改变，进而导致错𬌗畸形。这可能会造成生理和病理障碍，同时影响修复体的美观。与磨损加重的错𬌗以及功能异常习惯和磨牙相关的问题，会导致种植体松动，尤其是在单冠修复的情况下。

　　过去，有多种研究着眼于修复体，尤其是义齿、天然牙与不同对颌牙之间的磨损，通常未填充的交联聚甲基丙烯酸甲酯树脂的磨损低于填充的复合树脂。这几乎反直觉的发现表明，在修复时，牙医对修复体和修复材料的选择，应基于功能和美学以及材料的成本。

　　二硅酸锂是广泛用于CAD/CAM修复体的材料，这是一种与瓷相似但强度远大于瓷的玻璃陶瓷材料。由于二硅酸锂材料的耐用性、半透明性和与天然牙的颜色的相似性，它们通常用于加工制作修复体。虽然二硅酸锂脆且弹性低，但它比长石瓷具有更高的抗疲劳性，在临床使用中，当用于咬合面的厚度至少为1.5mm时，其机械性能更可预测。

　　然而，二硅酸锂牙冠上设置螺钉孔会导致承重强度显著下降，一些学者建议该材料不应用于螺钉固位修复体。另外，其他研究发现螺钉固位、粘接或混合螺钉固位修复体的临床表现没有显著差异。这方面的共识似乎是，虽然二硅酸锂被中央螺钉孔降低了强度，例如沿中央凹槽处的早期裂纹，但这个区域仍显示为最小负荷区域。粘接固位种植冠虽然更便宜、容易被动就位和方便操作，但使用螺钉固位种植冠去除了可能与粘接剂相关的并发症，并在发生螺钉松动时方便摘取。大多数基于临床医生和患者来评估的成功参数表明，螺钉固位修复体和粘接固位修复体在上颌前牙区的临床性能相当。

　　陶瓷单冠在5年和10年的临床性能研究支持它们在全牙列范围的应

用。但是，后牙分层陶瓷冠，大多数断裂发生在修复的早期，因此单斜陶瓷系统可能更适合用于后牙冠。研究表明，天然牙支持的牙冠成功率略低于或与种植体支持的牙冠相似[5-6]，而二硅酸锂玻璃陶瓷固定义齿修复体（FPD）与传统金属烤瓷FPD在5年和10年的存留率和成功率方面相似[7]。此外，我们注意到修复体的粘接方式和位置均不影响修复体的存留。共识指出二硅酸锂是制作修复体的可靠材料，特别是对于单颗修复体。带有饰面瓷的氧化锆单冠在天然牙和种植体基台上均显示出有效的临床结果，尽管种植体更容易出现并发症。因此，对于磨牙区的天然牙和种植体支持的单冠，推荐使用带有烧结饰面瓷的高强度陶瓷[8]。

在需要义齿具备更大强度的时候，可以选择氧化锆材料。但是，氧化锆具有美学局限性。研究表明，与天然牙釉质相比，抛光良好的氧化锆会导致类似或强于对颌牙牙釉质的磨损，但这种磨损小于金属烤瓷修复体。然而，氧化锆的高硬度和耐磨性可能会对对颌的天然牙列和其他间接修复材料产生不利影响，尤其是当修复体表面不完全光滑时。如前所述，整体氧化锆牙冠似乎比人类牙釉质本身更容易磨损对颌牙的牙釉质。

为了解决这些问题，最近为CAD/CAM技术引入了一组新的可加工陶瓷。这些高强度陶瓷包括氧化锆增强的硅酸锂（ZLS），例如具有卓越美学效果的Celtra Duo和Suprinity。通过向玻璃陶瓷中添加8~10wt%的氧化锆（ZrO_2）来实现增强。这些材料具有与二硅酸锂相当的物理特性，强度是传统白榴石增强玻璃陶瓷的3倍。此外，氧化锆的存在使陶瓷的结构更均匀。目前尚不清楚二硅酸锂和氧化锆增强的硅酸锂在磨损敏感性上是否存在差异。

总结

如今，大多数固定修复体都是利用CAD/CAM技术制造的。该过程将标准印模、石膏模型或种植体本身进行数字化。此后，使用专门的软件设计修复体。然后，将设计发送到铣床，铣床用所选材料加工修复体。目前用于种植体修复的两种最常见的材料是氧化锆和二硅酸锂。用于口腔修复的CAD/CAM技术中的材料被认为有许多利弊，并且正在迅速发展。

注释

1.氧化钇部分稳定的四方氧化锆多晶（Y-TZP）：通常被称为氧化锆。

参考文献

[1] Abdel-Azim, T., Rogers, K., Elathamna, E. et al. (2015). Comparison of the marginal fit of lithium disilicate crowns fabricated with CAD/CAM technology by using conventional impressions and two intraoral digital scanners. *J. Prosthet. Dent.* 114 (4): 554–559.

[2] Ng, J., Ruse, D., and Wyatt, C. (2014). A comparison of the marginal fit of crowns fabricated with digital and conventional methods. *Journal of Prosthetic Dentistry* 112 (3): 555–560.

[3] McLean, J.W. and von Fraunhofer, J.A. (1971). The estimation of cement film thickness by an *in vivo* technique. *Br. Dent. J.* 131: 107–111.

[4] Dimashkieh, M.R., Davies, E.H., and von Fraunhofer, J.A. (1974). Measurement of the cement film thickness beneath full crown restorations. *Br. Dent. J.* 137: 281–284.

[5] Salinas, T.J. and Eckert, S.E. (2007). In patients requiring single-tooth replacement, what are the outcomes of implant- as compared to tooth-supported restorations? *Int. J. Oral Maxillofac. Implants* 22 (7): 71–107.

[6] Pjetursson, B.E., Brägger, U., Niklaus, P. et al. (2007). Comparison of survival and complication rates of tooth-supported fixed dental prostheses (FDPs) and implant-supported FDPs and single crowns (SCs). *Clin. Oral Implants Res.* 18 (3): 97–113.

[7] Kern, M., Sasse, M., and Wolfart, S. (2012). Ten-year outcome of three-unit fixed dental prostheses made from monolithic lithium disilicate ceramic. *J. Am. Dent. Assoc.* 143 (3): 234–240.

[8] Cantner, F., Cacaci, C., Mücke, T. et al. (2019). Clinical performance of tooth- or implant-supported veneered zirconia single crowns: 42-month results. *Clin. Oral Investig.* 23: 4301–4309.

第15章 种植牙失败
Dental Implant Failures

关于种植牙潜在失败的文献常常有些矛盾，甚至令人困惑。种植牙的整体成功率约为95%，尽管一些权威人士声称它更高（即约98%），而其他人则认为可能只有93%。不管精确的成功率与失败率如何，种植牙仍然是全科医生可以操作的最成功的手术之一，并且如第16章所述，也是盈利率最高的手术之一。

辨别失败中的种植体

当骨结合不充分和不完全时，主要指标是种植体的动度。最初，这种动度可能只能由牙医或洁牙师检测到，但随着问题的加重，最初有限的动度将发展为在咀嚼甚至说话时修复体的活动。骨结合不良/丧失和潜在种植体失败的其他迹象，可能包括疼痛、肿胀或感染，从长远来看，一旦种植体周围出现大量骨丧失，就会导致种植体的失败。

尽管口腔种植学取得了令人难以置信的成功，无论风险如何，失败仍会发生[1-2]，在上颌骨和下颌骨的比率分别为8.16%和4.93%。多种因素可导致失败，但数据表明，对于平均每年进行100例种植手术的牙医而言，每年会发生2～10次失败。这些失败是随机变化，即它们是随机发生和/或分布的。换句话说，种植失败以随机模式发生，可以进行统计分析，但无法准确预测，它们将"偶尔"发生。如果种植体植入位置不佳，则更容易找

The ADA Practical Guide to Dental Implants, First Edition. Luigi O. Massa and J. Anthony von Fraunhofer.
© 2021 The American Dental Association. Published 2021 by John Wiley & Sons, Inc.

到可能导致种植体失败的"因果关系"。其中一些"因果关系"包括骨质差、种植体的初始稳定性低或没有初始稳定性，以及存在感染或肉芽组织。

种植牙失败的风险因素

文献中有很多关于影响种植体存留的具有统计学显著差异的因素的报道，但数据并不明确。某些因素可能会在短期（在手术、种植体植入和修复后1年内失败——即所谓的早期种植体失败）或长期（即在1年之后）内影响种植体的成功或失败。"早期种植体失败"一词也适用于在修复和负荷之前失败的种植体。

从广义上讲，种植体失败风险分为两大类：内源性和外源性。

内源性失败包括：

- 种植体系统或其任何附件出现故障
- 种植体植入后骨结合不良、不足或不完全
- 存在感染或牙周病
- 种植位点的骨质差
- 不理想的备洞或植入程序
- 存在糖尿病或骨质疏松症
- 种植体和修复体之间的电偶腐蚀
- 种植体选择不当

因此，尽管患者的年龄和性别、体重指数（BMI）可能不会显著影响种植体存留率，但牙周病、吸烟和全身性疾病等因素会影响种植体存留率[1-5]。

外源性失败是由外部影响引起的，包括：

- 种植体或连接的修复体承受过大的负荷
- 种植体定位不当
- 磨牙症
- 错𬌗畸形
- 药物
- 化疗
- 类固醇使用

一些种植体失败可能与术者有关；另一些则归因于与患者相关的固有（内在）问题、种植位点的骨质；最后，发生相对较少的一些是由于种植

体系统附件的故障造成的。

总体而言，报告最多的导致种植体失败的情况似乎是：

- 骨结合失败和纤维包裹
- 种植体周黏膜炎
- 种植体周炎
- 特定处方药
- 机械并发症
- 牙周病[5]

为清楚起见，种植体周黏膜炎是指仅在种植体软组织周围发生的牙龈炎症，但没有引起超出正常骨吸收的边缘骨丧失。尽管种植体周黏膜炎可能会被成功治疗并且如果及早发现是可逆的，但如果不治疗，它是种植体周炎的前兆，最终会导致骨破坏和种植体脱落。

相比之下，口腔黏膜炎（OM）是口腔内的炎症、糜烂和/或溃疡过程，通常由放疗或化疗引起。口腔黏膜炎通常伴随着剧烈的疼痛和进食困难，会严重影响一个人的生活质量、营养摄入和癌症的持续治疗。

术者的经验

与在早期种植体失败中，大量患者相关及种植体附件因素的可用数据相比，外科医生在早期种植体失败中的作用的报道信息相对较少。然而，相对而言，在骨质差的部位植入更多种植体的牙医，早期种植体失败的总体百分比更高。在骨质差的部位植入种植体有时可能是由于缺乏经验，但并非总能避免。这几乎是可以预测的，因为种植体位点的骨质是种植体成功或失败的决定性因素。

一项重要的研究[6]分析了在某专科诊所28年内进行了总共11074次种植手术后发生的种植体失败病例，阐述了术者的问题。该研究评估了由23位不同牙医治疗的8808名患者的结果，其中21位是口腔外科或牙周病学专家。在这些大量手术中，只有616次手术（5.6%）发现早期种植失败。这些失败病例中的大多数都发生在上颌无牙颌的情况下。该研究还发现男性和女性外科医生、上颌骨与下颌骨中植入的种植体以及种植体表面的特性均在统计学上存在显著差异。该研究表明，尽管植入具有适度粗糙表面的种植体时早期失败率降低，但失败率与外科医生之间的关系保持不变，而病例选择和术者经验可能对观察到的数据有所影响。

机械部件失败

关于不同类型种植体或来自不同制造商的种植体的相对成功/失败率的数据少有报道。然而，虽然许多针对这些影响的研究并不完善，但总体看来，种植体高度（即体部长度）、种植体类型（圆柱状或锥状）和一期或二期植入对成功或失败没有统计学意义的影响。尽管如此，文献表明具有锥状主体和粗糙表面的现代种植体比早期的光滑表面种植体具有更高的成功率。

应该提到的是，微型种植体，即那些直径和平台较窄的种植体，推荐用于非常受限的部位，即剩余牙齿之间间距较小的情况。由此推论，与传统种植体相比，微型种植体周围的骨结合量更少。因此，应谨慎使用微型种植体。

种植体机械配件的失败是不正常的。有一病例使用定制的研磨钛基底/氧化锆冠进行种植修复（图15.1）。

患者主诉修复体似乎松动，牙医只是将其拧回原位。当修复冠再次松动时，临床检查表明钛种植体的"六角"已经断裂，并且失去了抗旋转保护（图15.2a，b）。

在这个特殊病例里，种植体与骨结合牢固，因此可以轻松取模、更换基台并恢复最终的扭力。

这种情况实际上比较少见，似乎只发生在重度磨牙症患者身上。可通过使用磨牙垫来预防这种并发症，这样可以避免种植体和修复体上的过度咬合力。

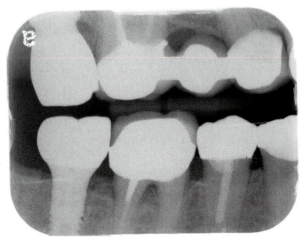

图15.1 修复后的Atlantis钛基底种植修复体的放射线片。

(a) 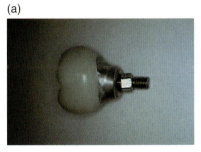　(b)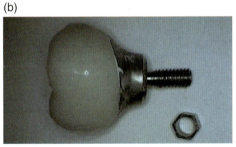

图15.2　（a）断裂的六角内连接体。（b）六角内连接体断裂的修复体。

药物的作用

通过各种临床研究证实，现在已经接受并认同某些药物会对种植牙的成功产生不利影响。这些药物主要是抗抑郁药和双膦酸盐。

抗抑郁药

根据美国疾病控制和预防中心（CDC）的数据，12岁以上的美国人中至少有1/10使用抗抑郁药。抗抑郁药现在是美国第二大处方药。抗抑郁药的使用率在1988—1994年和2005—2008年期间增加了400%[7]。

临床研究表明，抗抑郁药［例如，5-羟色胺再摄取抑制剂（SSRI）］可能会使种植牙的失败率加倍，因为它们对骨代谢有影响。特别是，SSRI可以减少骨形成、增加破骨细胞分化并抑制成骨细胞增殖，所有这些都可能导致骨质疏松症[8]。非SSRI抗抑郁药也可能导致的种植体失败率的提高[9]。

双膦酸盐

双膦酸盐（BP）疗法通常用于治疗癌症导致的骨质疏松症、佩吉特病和其他各种疾病[10]。双膦酸盐的给药途径影响骨的摄取，静脉注射的双膦酸盐可完全被生物利用，而口服双膦酸盐则吸收不良且生物利用度低于1%。临床数据表明，接受静脉注射双膦酸盐的患者下颌骨和上颌骨发生骨坏死的风险很高，而接受口服双膦酸盐治疗的患者的情况则不太清楚。尽管关于口服双膦酸盐、骨坏死和种植体失败之间关联的数据有限，但越来越多的证据表明长期口服双膦酸盐可能导致双膦酸盐相关的颌骨坏死（BRONJ）。然而，因为与各种抗吸收和抗血管生成疗法相关的颌骨坏死病例越来越多，美国口腔颌面外科协会（AAOMS）在2014年建议将命名从双膦酸盐相关的颌骨坏死更改为与药物相关的颌骨坏死（MRONJ）[11]。

2016年的一篇系统综述[12]表明，8.49%有双膦酸盐用药史的患者出现了种植体脱落，14.77%发生了骨坏死，这两项事件均远高于非双膦酸盐用药史患者。一些临床研究人员提出，与种植体相关的骨坏死的发展可能是口服或静脉注射双膦酸盐治疗的副作用，并且BRONJ或MORNJ的发生在治疗期间和治疗结束后持续存在。因此，这意味着BP治疗可能对种植体周炎和种植体脱落有促进作用。相反，其他人发现，在使用口服和静脉注射双膦酸盐的患者中，种植体失败的发生率极低，而且种植牙可以发生骨结合并且功能稳定，尤其是在使用口服双膦酸盐的情况下[13]。

总体结论是，牙医在为接受双膦酸盐治疗的患者计划种植牙手术时必须谨慎行事，因为有发生BRONJ（MRONJ）和种植失败的风险，尤其是接受静脉注射双膦酸盐的患者。共识是，牙医治疗口服双膦酸盐少于4年且没有上述任何危险因素的患者可能不需要改变手术计划。尽管如此，如果提议进行种植牙手术，牙医应向患者提供知情同意，说明可能出现的后期的种植体失败以及发生颌骨坏死的风险（尽管通常较低）。

口服双膦酸盐的女性植入种植体失败的风险更大，对于长期服药者，应在种植体植入前4～6个月以及种植后几个月内停止服药，以允许骨重建的恢复[14]。如果患者口服双膦酸盐不到4年但同时服用皮质类固醇或抗血管生成药物，或口服双膦酸盐超过4年且有或没有任何伴随药物，如果全身情况允许中断治疗，在手术前至少考虑停药2个月，最好是4～6个月。在骨愈合之前不应重新开始双膦酸盐治疗。此外，接受双膦酸盐治疗的种植患者应长期随访，因为骨坏死的发展可能是晚期并发症，必须延长随访期以检测晚期发展的信号和症状[3-5]。

抗生素

有人建议发生与种植牙相关的BRONJ的患者应接受多西环素（100～200mg/d）的长期治疗。只有在抗生素治疗未能缓解BRONJ/MRONJ症状和体征时，才应移除种植体。

在第4章中提到，至少有一项回顾性队列研究得出结论，抗生素可显著降低普通条件下种植牙的失败率。此外，还发现单剂量术前抗生素和术前术后抗生素对种植牙失败和感染的影响相似。尽管许多牙医不愿意开抗生素，除非有明确的使用指征，但当有种植体周黏膜炎或种植体周炎的指征，或有发生此类疾病的风险时，抗生素应该是有效的[15]。

种植体失败

在没有明显促成因素的情况下，也会发生非典型的种植体失败。图15.3a、b中显示了一个病例。

在这个特殊病例里，发生了无法归因于任何特定原因的非典型早期种植失败。在图15.3b中的情况发生后的5天内，种植体完全脱落。随访放射线检查和临床检查显示种植部位没有感染迹象。此外，也没有迹象表明种植体周围的上皮向下生长，并且在拔除的种植体上没有发现软组织残留物。在种植位点有足够的愈合时间后，脱落的种植体被替换为具有较粗螺纹的种植体，并在成功骨结合后完成修复。

种植体植入和修复后一段时间发生的种植体周炎等原因也会导致种植体失败。这在以下病例中显示。

为骨质良好且无明显内在或外在风险因素的患者植入种植体（图15.4）。植入后进行6个月的骨结合，然后用粘接固位的金属烤瓷冠修复。尽管患者的口腔卫生习惯很好，但植入后1年的随访表明已发生种植体周炎。

仔细的临床检查表明，几个因素可能导致种植体周炎的发展，特别是：

- 修复后的种植体超负荷
- 龈沟内存在残留的粘接剂
- 口腔卫生不佳
- 细菌进入龈沟

(a)　　　　　　　　　　　　　　　　(b)

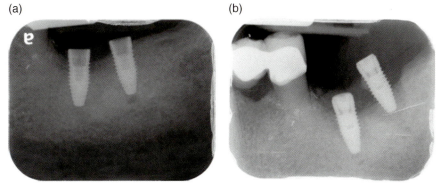

图15.3　（a）术后放射线片。（b）术后4个月的放射线片。

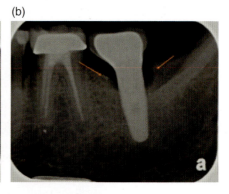

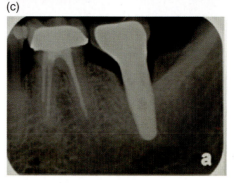

图15.4　（a）粘接固位的金属烤瓷牙冠修复基台。（b）1年随访放射线检查显示种植体周炎。（c）治疗后5年的放射线检查。

针对这种情况的补救治疗方案是：

1. 咬合调整和解决磨牙症。

2. 深度刮治和冲洗。

3. 局部和全身抗生素治疗。

4. 拆除修复体和放置愈合帽。

5. 进行仔细的口腔卫生宣教和定期随访。

在更严重的病例里，种植体周围的骨丧失更多，则可能需要手术干预。这种方法可能涉及翻瓣、种植体清洁、用激光去除污染物，通常还包括骨增量和覆盖膜。

挽救失败的种植体

显然，为了避免种植体失败，牙医应该与患者讨论可能引起种植体失败的风险因素。大多数这些因素已在本章中得到分析，牙医应密切注意可能影响愈合和骨结合的患者系统疾病或用药情况。强调良好口腔卫生的重要性也是种植牙避免发生并发症的关键。每天刷牙2次并用抗菌漱口水含漱，有助于保持牙龈健康，预防骨结合过程中的细菌感染[16]。

种植体周炎和种植体周骨丧失比种植体完全脱落更难处理，这是因为其治疗效果的可预期性较差。如果骨结合的逐渐丧失是由于错𬌗、咬合力大或严重磨牙造成的，那么简单的修复治疗通常可以解决问题。先拆除修复体并放置一个覆盖螺钉或愈合帽，使组织炎症消退。

如果是由于种植体周炎导致的进行性骨丧失（图15.5a，b），则可以植入骨移植物以改善种植体周围的骨量。要注意的是，临床上现有的种植体周围骨增量的方法并没有取得很高的成功率。有许多技术可以清洁和净化种植体表面。这些技术包括使用氯己定、磷酸、激光、钛刷以及对种植体表面进行修整或抛光和平滑处理。如果进行原位骨移植，患者必须消除任何可能影响种植体长期成功的风险因素。

治疗种植体周炎以及可能用到的骨移植物对于保存种植体至关重要。以下例病中概述了此过程。

通常遇到的问题是，当患者在之前植入的种植体远端出现慢性牙龈刺激时，会发生明显的骨质丧失（图15.6a）。在拆除修复体后（图15.6b）进行翻瓣，手动清理种植体表面并用氯己定冲洗。此后，首先使用CO_2激光清洁钛表面，然后用50%的磷酸溶液处理以进一步清洁表面。当然，清洁和净化种植体表面有几种不同的选择，但我们经常采用的方法已被证明是最方便的。

种植体表面准备好后，先植入矿化的同种异体骨，然后放置可吸收胶原膜（图15.6c）。使用聚四氟乙烯缝线关闭术区。

(a) 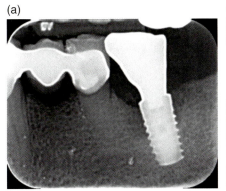 (b)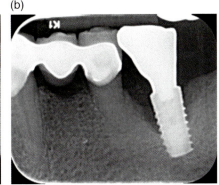

图15.5 （a）术后修复的种植体。（b）渐进性术后牙周问题。

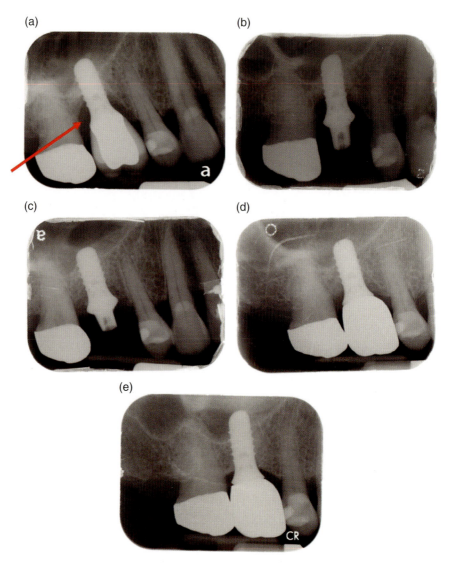

(a)　(b)

(c)　(d)

(e)

图15.6　（a）慢性牙龈刺激导致的骨丧失。（b）修复体被拆除。（c）植入矿化的同种异体骨和覆盖可吸收胶原膜。（d）植骨后5个月，佩戴新的氧化锆冠。（e）2年随访放射线片。

　　在治疗部位充分愈合后，植骨后5个月戴入新的氧化锆修复体（图15.6d）。

　　在2年的随访中，可以看到种植体稳定，没有组织炎症，并且通过放射片检测到成熟骨的存在（图15.6e）。

总结

尽管种植过程是可预测的并且成功率很高，但存在风险因素和并发症。主要危险因素包括患者的病史、骨质量和不良的口腔功能习惯。种植并发症可以是生物的或机械的。最常见的生物并发症之一是纤维包裹。纤维包裹是指种植体未与骨结合。这可能由多种原因引起，但通常无法确定。种植体周黏膜炎是种植体周围组织的炎症。种植体周炎是种植体周围的骨丧失。机械并发症包括螺钉松动、螺钉断裂和种植体断裂。

参考文献

[1] Moy, P.K., Medina, D., Shetty, V. et al. (2005). Dental implant failure rates and associated risk factors. *Int. J. Oral Maxillofac. Implants* 20 (4): 569–577.

[2] Chrcanovic, B.R., Kisch, J., and Albrektsson, T. (2016). Factors influencing early dental implant failures. *J. Dent. Res.* 95 (9): 995–1002.

[3] Paquette, D.W., Brodala, N., and Williams, R.C. (2006). Risk factors for endosseous dental implant failure. *Dent. Clin. North Am.* 50 (3): 361–374.

[4] Sverzut, A.T., Stabile, G.A.V., Moraes, M. et al. (2008). The influence of tobacco on early dental implant failure. *J. Oral Maxillofac. Surg.* 66 (5): 1004–1009.

[5] Levin, L., Ofec, R., Grossmann, Y., and Anner, R. (2011). Periodontal disease as a risk for dental implant failure over time: a long-term historical cohort study. *J. Clin. Periodontol.* 38: 732–737.

[6] Jemt, T., Olsson, M., Renouard, F. et al. (2016). Early implant failures related to individual surgeons: an analysis covering 11,074 operations performed during 28 years. *Clin. Implant Dent. Relat. Res.* 18 (5): 861–872.

[7] Pratt, L.A., Brody, D.J. and Gu, Q. (2011). Antidepressant Use in Persons Aged 12 and Over: United States, 2005–2008. *NCHS Data Brief* (76): 1–8.

[8] Tolemeo, P.G., Lee, J.S., and Miller, E.J. Jr. (2016). Selective serotonin inhibitors and dental implants osseointegration. *Journal of Oral and Maxillofacial Surgery* 74 (9): 55–56.

[9] Hakam, A.E., Duarte, P.M., Vila, M.P. et al. (2020). Effects of different antidepressant classes on dental implant failure: a retrospective clinical study. *J. Periodontol.* https://doi.org/10.1002/JPER.19-0714. Online ahead of print.

[10] 10. Diab, D.L. and Watts, N.B. (2012). Bisphosphonates in the treatment of osteoporosis. *Endocrinol. and Metab. Clin. North Am.* 41 (3): 487–506.

[11] 11. Ruggiero, S.L., Dodson, T.B., Fantasia, J. et al. (2014). American Association of Oral and Maxillofacial Surgeons position paper on medication-related osteonecrosis of the jaw – 2014 update. *J. Oral Maxillofac. Surg.* 72 (10): 1938–1956.

[12] 12. de-Freitas, N.-R., Lima, L.-B., de-Moura, M.-B. et al. (2016). Bisphosphonate treatment and dental implants: a systematic review. *Med. Oral Pathol. Oral Cir. Bucal.* 21 (5): e644–e651.

[13] 13. Chadha, G.K., Ahmadieh, A., Satish Kumar, S. et al. (2013). Osseointegration of dental implants and osteonecrosis of the jaw in patients treated with bisphosphonate therapy: a systematic review. *J. Oral Implantol.* 39 (4): 510–520.

[14] 14. Ruggiero, S.L., Dodson, T.B., Fantasia, J. et al. (2014). American Association

of Oral and Maxillofacial Surgeons position paper on medication-related osteonecrosis of the jaw-2014 update. *J. Oral Maxillofac. Surg.* 72: 1938–1956.

[15] 15. Surapaneni, H., Yalamanchili, P.S., Basha, M.D. et al. (2016). Antibiotics in dental implants: a review of literature. *J. Pharm. Bioallied Sci.* 8 (Suppl 1): S28–S31.

[16] 16. Pedrazzi, V., Escobar, E.C., Jr, C. et al. (2014). Antimicrobial mouthrinse use as an adjunct method in peri-implant biofilm control. *Braz. Oral Res.* 28 (Spec Iss 1): 1–9.

第16章　种植牙经济学
Economics of Dental Implants

口腔种植完全在口腔全科医生的范围和能力内。种植牙不仅可以盈利，而且这种行之有效的牙科护理方法通常是患者需要义齿的绝佳治疗选择。根据美国口腔修复学会的数据，超过3500万的美国人是无牙颌状态，美国有1.78亿人至少缺少1颗牙齿[1]，而且相当多的美国人将受益于种植牙治疗[2-3]。据估计，早在2001年，美国每年会植入300000～428000颗骨内种植体，并且预计这一统计数据将以每年约12%的速度增长[4]。事实上，美国牙科协会（ADA）[5]表示，美国牙医每年要植入500万颗种植体。

建立和打造种植牙诊所确实需要思考和规划。而以下3点有助于未来的成功：

- 营销

- 员工培训

- 通过继续教育获得经验和专业知识

建立一套医生提供给患者的程序是很重要的。经过适当的培训后，诊所应该开始根据这些程序进行诊断和制订治疗计划。

在全科服务中实施种植牙治疗的第一阶段始于诊断。当医生培训他的团队人员并提出治疗计划时，医生将开始接收一些病例。

在全科服务中实施种植牙治疗的第二阶段是执行，同时获得专业知识和信心。随着医生的专业知识、经验和信心不断增长，他的病例接受度将

The ADA Practical Guide to Dental Implants, First Edition. Luigi O. Massa and J. Anthony von Fraunhofer.
© 2021 The American Dental Association. Published 2021 by John Wiley & Sons, Inc.

提高。

将种植牙治疗纳入全科治疗的第三个也是最后一个阶段是患者来到诊室寻求种植牙治疗。很多时候，医生可能已经在这些患者身上植入种植体，并完成了种植修复，而他们又回来要求植入更多种植体。这个周期可能需要2～3年才能完成。

种植牙是许多情况下的标准治疗，如果口腔全科医生感到舒适和有信心，他们应该毫不犹豫地提供这种急需的服务。

种植牙诊所

每个牙科诊所都是不同的，在运行牙科诊所或进行种植操作时，没有"万金油"方法。毋庸置疑的是，牙医数量、人员配备、患者以及无数影响成功的因素、财务和其他方面的各不相同，都影响临床操作。

这个言论基于笔者在得克萨斯州运营的一个成功的多中心牙科诊所。办公室租金、水电费、人员成本和其他管理费用将因地而异，同样，技工室成本和其他管理费用项目将取决于诊所、设施和地点。此处讨论的成本条目特定于这家诊所。

下面引用的许多费用可能特定于技工室和得克萨斯州当前的其他税费。此外，诊所集团还拥有CT扫描仪，以及一个大型的技工中心，在那里加工制作许多物品，例如截骨导板等。诊所的这些方面确实对笔者的诊所中提供的种植牙治疗的成本有重大影响。

此处给出的种植套件和相关设备的成本是2020年的成本，可能会在未来几年内发生变化，具体取决于整体经济和与口腔专业相关的经济状况。

基本注意事项

口腔全科医生有一套每天执行的程序。这些程序之一是单冠。这已经在第6章中说明，在口腔修复中，牙冠通常符合以下标准：

- 长期成功率
- 可预期的结果
- 低压力程序
- 盈利能力

在种植牙中这些相同的标准都能达到且更优越。

　　与单冠相关的基本费用的考虑：

1. 供货成本（50～75美元）。

　　a. 车针

　　b. 个性化或成品托盘

　　c. 印模材料

2. 加工厂费用（100～200美元）。

　　假设患者牙冠费用通常为1000美元，那么基本费用占患者费用的15%～27%。

　　我们种植操作的指导原则是以标准三单元桥的成本为基础进行单颗种植体治疗。理论上，希望患者根据结果而不是费用来选择最佳方案。在我们的诊所中，三单元桥的标准费用约为3250美元，因此我们的种植体费用为3250美元。该"种植套餐"包括必要时拔牙，以及必要时植入种植体时的骨移植。该费用还包括最终基台和最终修复体（通常是螺钉固位修复体）。但是，如果认为有必要，它不包括任何种植前牙槽嵴骨增量或临时修复。种植前牙槽嵴骨增量包括引导骨再生，以在种植体植入前增加牙槽嵴的宽度或高度。如果使用分期的方法进行种植体植入，它还包括位点保存骨增量。

成本明细

　　笔者想强调的是，成本明细是针对自己工作的地区，即南得克萨斯，以及自己经常使用的仪器。取决于众多经济因素以及个体从业者选择的仪器器材，美国各地的成本会有所不同。因此，此处显示的成本明细应被视为指南，而不是关于成本和治疗费用的明确陈述。

单颗种植体

　　在大多数单颗种植体病例中，适用相同的基本费用：

1. 种植成本。

　　a. 单颗种植体套件：225～450美元[1]

　　b. 移植材料（每个部位平均）：30～50美元

2. 耗材（30～50美元）。

　　a. 个性化或成品托盘

　　b. 印模材料

3. 费用（250～450美元）。

　　a. 人工牙龈

　　b. 植体替代体

　　c. 基台/钛基底

　　d. 氧化锆修复体

　　耗材/加工厂费用的总成本：535～1000美元。这些加工厂费用应与所有种植程序相一致。

　　假设种植患者费用通常为3250美元，基本费用占患者支付总费用的16%～30%。这符合与单颗牙冠相当的百分比。

下颌覆盖义齿（2～3颗种植体）

- 2～3颗种植体：每颗225～450美元

- 2～3个基台/附件：150美元

- 铸造金属支架：150美元

- 覆盖义齿：350美元

　　总平均成本：1250～2300美元。

　　假设常规的下颌覆盖义齿患者费用约8000美元，基本费用占患者支付总费用的16%～29%。

上颌覆盖义齿（4颗种植体）

- 4颗种植体：每颗225～450美元。

- 4个基台/附件：150美元

- 铸造金属支架：150美元

- 覆盖义齿：350美元

　　平均总成本：2000～2900美元。

　　在我们的诊所中，假设患者上颌覆盖义齿费用常规为12000美元，基本费用占患者费用的17%～24%。

　　可以对每个口腔种植手术进行可比的成本分析。最重要的是，种植牙可以而且应该为牙医带来利润，同时也为患者提供最佳治疗。

　　CT片和其他设备等先进技术的资金成本无疑很高，但对于高效的种植牙诊所至关重要。此类设备不太可能在新兴种植牙诊所中存在，也不太可能在刚起步的种植牙诊所的运营预算之内。因此，安排不同的诊所来分担设备成本是可实现的和明智的。共享主要设备项目是许多诊所采用的方法，既具有成本效益，又是运营效率的主要因素。

财务资助

以当今的技术，许多义齿（例如，全口义齿）已不太受欢迎，种植固定桥可以替代可摘（和固定）局部义齿。一个组织良好、现代化和创新的诊所可以使这些服务可用且负担得起。

然而，无论患者的需求如何，一些口腔保险计划都不会涵盖种植牙的费用。这会给希望获得最佳治疗措施的患者带来财务问题，同时阻止牙医为各种临床问题提供最佳治疗。

保险问题导致许多患者无法负担或不愿进行种植牙。在许多情况下，与传统治疗的成本相比，患者无法或不会为种植体固定修复体支付看似高昂的费用，尽管传统治疗令人很不满意。这是资金提供者可以为患者和口腔医务人员提供帮助的地方。

许多金融机构目前或潜在地可以为美国各地的种植牙费用提供资金资助。即将开始种植牙服务的牙医应与合适的金融机构建立联系，以便潜在患者能够在开始治疗之前了解当前和后期的费用。

总结

分析种植手术所涉及的成本是一项重要的工作。如果牙医决定提供这些服务，将所涉及的成本与全冠等常操作流程的成本进行比较是有益的。种植牙满足很多与天然牙冠治疗流程相同的标准，例如长期成功率、可预期的结果、牙医的低压力过程和盈利能力。

注释

1. 根据制造商的不同，覆盖螺钉、愈合基台、转移体和最终基台可能包含在几个可用的种植体套件中。因此，当临床医生和加工厂使用这些物品时，这些物品可能不收费。

参考文献

[1]　American College of Prosthodontists (2020). Facts and figures. https://www. gotoapro.org/facts-figures/ (accessed 31 July 2020).

[2]　Meskin, L.H. and Brown, L.J. (1988). Prevalence and patterns of tooth loss in U.S. employed adult and senior populations, 1985-86. *J. Dent. Educ.* 52: 686–691.

[3]　Harvey, C. and Kelly, J.E. (1981). Decayed, missing and filled teeth among persons 1-74 years, United States. *Vital Health Stat.* 11 (223): 1–55.

[4]　Millennium Research Group (2001). U.S. markets for dental implants 2001: executive summary. *Implant Dent.* 10: 234–237.

[5]　American Dental Association Patient Education Center (2014). *Dental Implants.* Chicago, IL: ADA.

17

第17章　种植牙维护
Maintaining Dental Implants

20世纪初期，在"全部牙齿拔光，问题就全部解决了"的原则里，把所有的牙齿都拔掉，换上义齿，这是司空见惯的事情。然而，拔掉的牙齿虽然成为医疗废物，再也不会给患者带去问题，但口腔专业人士意识到，无牙颌会引起许多口腔和全身问题，并不能治愈或预防口腔疾病。

虽然用种植体修复缺失或无法使用的牙列可以即刻解决牙列缺失或牙列缺损，许多患者并没有意识到持续的护理对于种植体的健康和长期存留是必需的。事实上，如果种植牙患者曾是非常注意口腔卫生的人群，他们就可能不会有牙缺失。

种植牙的口腔清洁程序毫无疑问是乏味的，但它对长期的口腔健康和种植牙的存留至关重要，患者和口腔专业人员都必须付出相当大的努力来确保种植体的成功和长期稳定。

预防种植体失败

由于种植牙长期存留率和修复的成功率极高，种植牙已成为口腔修复中最重要的治疗方案。因此，越来越多的患者选择种植牙作为治疗选择。

然而，当患者甚至不愿意进行基本的口腔卫生清洁程序时，牙医团队会面临挑战。部分挑战是种植牙的重点已经从简单地实现骨结合（现在高度可预测）转变为长期维持种植体周围硬组织和软组织的健康。这需要适

The ADA Practical Guide to Dental Implants, First Edition. Luigi O. Massa and J. Anthony von Fraunhofer.
© 2021 The American Dental Association. Published 2021 by John Wiley & Sons, Inc.

当的专业治疗、患者合作和有效的家庭护理。因此，为了确保种植体及其修复体的成功结果，患者必须承担在维护治疗中作为共同治疗师的责任。所以，牙医团队必须筛选合适的种植患者，以确保这些目标是可实现的。通常，应在全面进行医学、口腔、头颈部、心理和放射学检查以及颞下颌关节健康评估后，根据风险–收益分析制订诊断和治疗计划。

第15章讨论了种植体失败，指出失败的主要原因是感染、种植体周炎、初始骨结合不充分或失败，最终引起骨结合丧失（表17.1）。其中两个原因与口腔卫生有关，而最后一个原因主要是由咀嚼压力和磨牙症引起的。本章稍后将讨论不平衡的错𬌗对种植体的影响。

许多可能导致种植体失败的因素已在前面的章节中讨论过。

表17.1　种植体成功或失败的因素

- 手术位点
- 手术技术
- 手术类型（一期或二期）
- 即刻或延期种植体植入
- 骨增量
- 植入扭矩
- 种植体长度和宽度
- 种植体表面纹理和涂层
- 种植体颈部设计
- 种植体–基台连接设计
- 全身健康因素
- 感染
- 咬合压力
- 口腔卫生

种植体并发症的指标

关于监测种植体稳定性和骨结合的文献越来越多，并且越来越多地推荐使用电子和其他非侵入性技术来完成这项重要任务[1-6]。然而，诊断和/或预测种植体失败的最佳指标可能是动度的存在。与具有牙周韧带的天然牙相比，骨结合种植应该没有临床可检测到的动度，因此健康的种植体应该看起来是不动的。即使存在种植体周围骨丧失，只要仍有足够量发生骨结合的牙槽骨支持，也不应该有活动性。

在监测种植体周围软组织的健康状况时，牙医和口腔保健员应注意软组织的变化，例如颜色、轮廓和一致性的变化。又例如，瘘管的存在可能表明存在病理过程或即将发生的种植体断裂。

尽管普遍认为探诊或触诊时出血可能是种植体周疾病的征兆[7-9]，但文献中仍在争论口腔种植体周围探诊出血的重要性。这是因为出血可能在出现任何炎症的组织学迹象之前发生，或者可能与其他种植体失败的迹象（例如，骨丧失）同时发生。然而，如下所述，不建议对植入位点进行常规（尤其是侵入性的）探诊。

影像学分析可能是评估骨内种植体状态的最有用的临床参数。生物宽度的侵入和可预测的重塑，例如"碟形化"，使修复体戴入后第一年平均边缘骨丧失约1.5mm。随后可能每年平均垂直骨丧失0.2mm。因此，如果种植体周围的渐进性骨质丧失超过这些平均值，则可视为种植体出现问题或失败的指标。最后，在影像学评估期间，不应有种植体周围密度降低的指征，因为这种低密度通常表明急性（或过去）感染和/或骨结合失败或复发性囊肿。

天然牙与种植牙

种植体可能会出现问题，因为天然牙和牙种植体的牙龈与其附着的结构之间的牙周关系存在差异。天然牙和种植体周围牙龈袖口的最顶部连接是结合上皮，它作为细菌（和食物残渣）进入的物理屏障，限制或预防炎症的发生。然而，天然牙和种植体周围的结合上皮在纤维方向和附着强度方面有所不同。

对于天然牙，牙龈袖口的纤维方向使其垂直附着于牙齿的长轴，并在将牙周探针插入龈沟时起到屏障的作用。探针尖端可以在龈沟内前移，直到尖端接触到垂直纤维并停止。在种植体周围看不到这种方向的纤维。相反，牙龈纤维的排列方向平行于种植体的长轴。因此，当牙周探针插入龈沟时，前进的探针尖端可以穿过牙龈的纤维环绕，直至到达牙槽嵴顶，然后停止。最终结果是，种植体周黏膜封闭可能比天然牙周围的牙周组织对细菌菌斑的屏障作用更小（图17.1）。

种植体周围的探诊深度与种植体周围黏膜的厚度和类型有关，通常健康的种植体周围的龈沟为1.3~3.8mm，即大于天然牙的理想龈沟深度。还应该注意的是，通过探查确定牙周袋深度，评估"牙周健康"的传统方法可能会对种植产生误导。这是因为天然牙和种植体之间的几何形态差异。前者具有准平行的牙冠–根尖轮廓，而种植体是金字塔形的，由于这些几何形态的差异，后者的探针深度可能会产生误导（图17.2）。

因此，在术后和常规卫生护理期间，应仅在有感染迹象处进行种植体周围牙周探查。此类适应证包括肿胀、触诊或探诊出血、渗出、种植体周围软组织发炎和/或出现种植体周围牙槽骨丧失的影像学证据。"带回家"的信息是，对种植牙进行常规牙周探查是不可取的，因为它可能会破坏种植牙周围固有的薄弱上皮附着，并可能为牙周病原体的侵入创造一条途径。因此，在笔者看来，评估不健康位点的最佳指标可能是纵向收集的探诊数据。

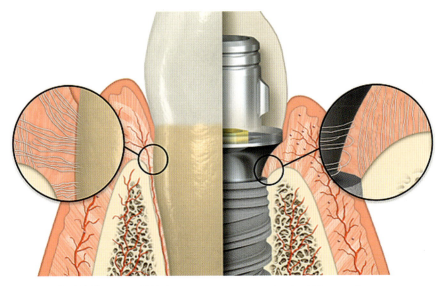

图17.1　在种植体上牙周附着（Source: Courtesy of Nobel Biocare）。

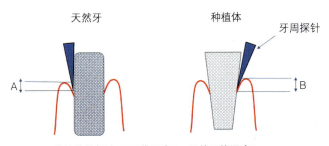

种植体的探诊/牙周袋深度B > 天然牙的深度A

图17.2　牙齿和种植体的相对探诊深度。

同样重要的是，要注意在调查种植体周围的龈沟深度时应使用塑料探头。这将避免不锈钢探针与种植体之间的电流相互作用，即防止患者受到"电击"。

另一个因素是种植牙周围的牙龈组织比天然牙的血管少，这与种植体相邻的平行的胶原纤维相结合，使种植牙更容易受到细菌的侵害。因此，附着在种植体上的牙龈纤维的任何破坏，例如激进的探诊或机械清洁器械都会增加细菌侵入的易感性。

卫生宣教

文献清楚地表明，菌斑不仅会导致牙龈炎和牙周炎，还会诱发种植体周炎的发展。因此，个人口腔卫生护理必须在种植牙植入时开始，并应根据需要使用各种口腔卫生辅助工具进行调整，以在种植牙植入和修复之前、期间和之后有效清洁种植体周围区域。

金属器械（通常为不锈钢）的临床使用应仅限于天然牙，而不用于探诊或刮治种植体。其原因已被大量文献证实[10-12]，因为用于制造牙科手术器械的不锈钢非常坚硬，可能会划伤、磨损或污染种植体表面。此外，不锈钢器械可能会剥离种植体的表面处理，例如羟基磷灰石（HA）涂层[13]；如果种植体暴露，在种植体–基台界面处会引起电流反应。电偶相互作用的可能性是一个重要的考虑因素，因为已经表明不同金属（钛和不锈钢）之间的电偶腐蚀会延迟下颌骨骨折的愈合[14]，而贵金属牙冠和钛种植体之间的电偶腐蚀会导致种植体失败[15]。

事实上，多种材料已被用于制造清洁种植体的手动牙周洁治器，包括各种树脂、聚四氟乙烯（PTFE）、镀金金属甚至木材。但是，在使用镀金刮匙时，制造商建议不要磨锐这些仪器，因为金表面涂层可能会碎裂或损坏，从而暴露出刮治器的基底金属材料的硬表面。

其他禁止用于口腔种植体的清洁设备有气粉喷砂、浮石抛光粉或声波和超声波洁牙器。超声波、压电或声波装置的洁牙器尖端可能会损坏种植体表面，导致微粗糙度并促进牙菌斑积聚。洁牙器尖端也可能导致种植体的光滑颈圈被凿伤或深度划伤。一些临床医生主张在对种植体使用超声波洗牙时将塑料套管放在尖端上，因为这种方法显然提供了有效的清洁，同时降低了对种植体的损坏风险。

在涉及种植体的清洁操作时应避免使用气粉抛光装置，以再次降低种植体表面损坏以及损坏和可能完全剥离任何表面涂层的风险。即使在这些装置中使用相对温和、无磨损的小苏打粉，这种剥离仍然可能发生。此外，这些装置中使用的气压有时会很大，以至于可能会使软组织与种植牙冠部分的连接分离，从而导致皮下气肿[16]。

然而，使用橡胶杯和非研磨性抛光膏甚至纱布条和氧化锡抛光钛和钛合金种植体表面是安全的。

患者应用的口腔卫生措施

尽管定期对种植体进行专业的牙齿卫生护理很重要，但维护骨内种植体健康的家庭护理技术对于种植体的长期成功也至关重要。因此，与有天然牙的患者一样，种植牙患者的家庭护理要求应根据他或她的个人需求量身定制。后者基于种植体的位置和角度、穿黏膜基台的位置和长度、修复体的类型以及患者的手部灵活性。应该教患者采用改良Bass刷牙技术、使用中等大小的软毛牙刷刷牙[17-19]。

与天然牙列一样，牙线等辅助清洁工具仍然很有价值。只有在掌握了正确使用方法后，才应鼓励种植牙患者使用牙间刷。在笔者看来，塑料涂层的丝线刷是唯一应该用于清洁牙种植体周围的工具，以避免刮伤种植体表面。应该鼓励常规（和定期）使用牙间刷，因为它们可以渗透到牙龈沟或牙周袋中3mm，并且可以有效地清洁种植体周围的龈沟。最近的一项综述[20]清楚地表明，牙间清洁与牙周健康正相关，患有严重牙周病的患者可以通过增加牙间清洁的频率来获得更好的口腔健康。除了机械性牙菌斑控制之外，每天使用0.1%葡萄糖酸氯己定漱口或抗菌漱口水是预防性维护口腔卫生的有用的辅助手段。

最近，关于使用电动牙刷清洁牙齿和改善口腔卫生的广告越来越受到关注。这些设备具有旋转、往复或声波作用。然而，尽管广告宣传凶猛，电动牙刷有效的关键是采用正确的使用方法以及种植患者的高频率日常使用。

其他流行的清洁设备类型包括口腔冲洗器，也被称为水牙线和喷水器，可以在添加或不添加抗菌溶液的情况下使用。小心地使用这些设备可以稀释和清除牙菌斑产生的酸、食物残渣和细菌，特别是邻间区域和龈下袋中。另外，不仅应指导患者正确使用，还应告知某些口腔冲洗器在高压下输送水射流可以造成组织创伤。在非常高的压力下操作口腔冲洗器不仅会驱使碎屑和细菌进入牙龈沟，还会破坏种植体表面的上皮结合。

从这个讨论可以看出，种植体的长期成功需要患者与临床医生的合作、教育和协作，以及使用适当的医疗器械持续进行日常口腔卫生护理。

总结

持续护理是种植牙长期成功的必要条件。常规口腔检查允许医生监测种植体和修复体。监测种植体的最常用方法是影像学评估和临床评估。随着时间的推移，通过放射线检查跟踪骨水平是种植体稳定性的关键指标。同样，硬组织和软组织的临床评估也是一个关键指标。牙医应评估炎症、探诊出血和化脓的情况。此外，患者的家庭护理是确保种植牙成功的最重要因素之一。应指导患者进行适当的家庭护理程序，该程序应包括以下各项的组合：刷牙、牙间刷清洁和冲洗。

参考文献

[1]　Dariob, L.J., Cucchiarob, P.J., and Deluziob, A.J. (2002). Electronic monitoring of dental implant osseointegration. *J. Am. Dent. Assoc.* 133 (4): 483–490.

[2]　Salvi, G.E. and Lang, N.P. (2004). Diagnostic parameters for monitoring peri-implant conditions. *Int. J. Oral Maxillofac. Implants* 19 (7): 116–127.

[3]　Rizzo, P. (2020). A review on the latest advancements in the non-invasive evaluation/monitoring of dental and trans-femoral implants. *Biomed. Eng. Lett.* 10: 83–102.

[4]　Sjöström, M., Lundgren, S., Nilson, H. et al. (2005). Monitoring of implant stability in grafted bone using resonance frequency analysis: a clinical study from implant placement to 6 months of loading. *Int. J. Oral Maxillofac. Surg.* 34 (1): 45–51.

[5]　Tarawali, K. (2015). Maintenance and monitoring of dental implants in general dental practice. *Dent. Update* 42 (6): 513–514. 517–518.

[6]　Ward, S.T., Czuszak, C.A., Thompson, A.L. et al. (2012). Assessment and maintenance of dental implants: clinical and knowledge-seeking practices of dental hygienists. *J. Dent. Hyg.* 86 (2): 104–110.

[7]　Farina, R., Filippi, M., Brazzioli, J. et al. (2016). Bleeding on probing around dental implants: a retrospective study of associated factors. *J. Clin. Periodontol.* 44: 115–122.

[8]　Magnuson, B., Harsono, M., Stark, P.C. et al. (2013). Comparison of the effect of two interdental cleaning devices around implants on the reduction of bleeding: a 30-day randomized clinical trial. *Compend. Contin. Educ. Dent.* 34 (8): 2–7.

[9]　Gerber, J.A., Tan, W.C., Balmer, T.E. et al. (2009). Bleeding on probing and pocket probing depth in relation to probing pressure and mucosal health around oral implants. *Clin. Oral Implants Res.* 20 (1): 75–78.

[10]　Dmytiyk, J.J., Fox, S.C., and Moriarty, J.D. (1990). The effects of scaling titanium implant surfaces with metal and plastic instruments on cell attachment. *J. Periodontol.* 61 (8): 491–496.

[11]　de Almeida Curylofo, F., Barbosa, A., Roselino, A.L. et al. (2012). Instrumentation

of dental implants: a literature review. *RSBO* 10 (1): 82–88.

[12] Louropoulou, A., Slot, D.E., and Van der Weijden, F. (2015). Influence of mechanical instruments on the biocompatibility of titanium dental implants surfaces: a systematic review. *Clin. Oral Implants Res.* 26 (7): 841–850.

[13] Nasar, A. (2019). Hydroxyapatite and its coatings in dental implants. In: *Applications of Nanocomposite Materials in Dentistry*, Woodhead Publishing Series in Biomaterials (eds. A.M. Asiri, Inamuddin and A. Mohammed), 145–160. Cambridge, UK: Woodhead Publishing.

[14] Steiner, M., von Fraunhofer, J.A., and Mascaro, J. (1981). The role of corrosion in inhibiting the healing of a mandibular fracture. *J. Oral Surg.* 39: 140–143.

[15] von Fraunhofer, J.A., Kohut, D., and Mackie, K.D. (2017). Implant failure caused by galvanic corrosion. *EC Dent. Sci.* 12 (5): 196–203.

[16] S-Tak, L., Subu, M.G., and Kwon, T.-G. (2018). Emphysema following air-powder abrasive treatment for peri-implantitis. *Maxillofac. Plast. Reconstr. Surg.* 40: 12–17.

[17] Kracher, C.M., Smith, W.S., and Schmeling, W. (2010). Oral health maintenance of dental implants. *Dent. Assist.* 79 (2): 27–35.

[18] Swierkot, K., Brusius, M., Leismann, D. et al. (2013). Manual versus sonic-powered toothbrushing for plaque reduction in patients with dental implants: an explanatory randomised controlled trial. *Eur. J. Oral Implantol.* 6 (2): 133–144.

[19] Clark, D. and Levin, L. (2016). Dental implant management and maintenance: how to improve long-term implant success. *Quintessence Int.* 47 (5): 417–423.

[20] Marchesan, J.T., Morelli, T., Moss, K. et al. (2019). Interdental cleaning is associated with decreased oral disease prevalence. *J. Dent. Res.* 97: 773–7788.

附录A 种植牙修复
Restoring Dental Implants

在植入种植体并成功完成骨结合后，进行种植体修复是一个多步骤的过程。

步骤1

放置并拧紧转移杆，使转移杆的平坦侧朝向颊侧（图A.1）。

转移杆的螺钉孔应用蜡覆盖（图A.2）。

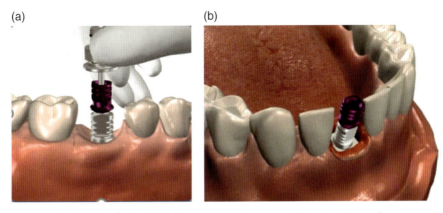

(a)   (b)

图A.1　（a）和（b）放置转移杆（Source: Courtesy of Implant Direct）。

The ADA Practical Guide to Dental Implants, First Edition. Luigi O. Massa and J. Anthony von Fraunhofer.
© 2021 The American Dental Association. Published 2021 by John Wiley & Sons, Inc.

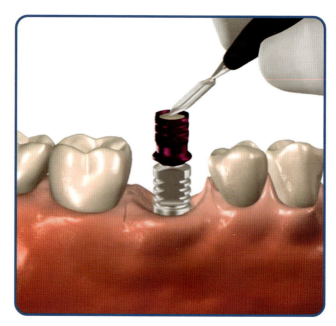

图A.2 用蜡覆盖螺钉孔（Source: Courtesy of Implant Direct）。

步骤2

在转移杆周围注入印模材料（图A.3），并用力向下按压托盘并待其凝固：请注意，牙医应密切监测种植体印模的水平。

(a) (b)

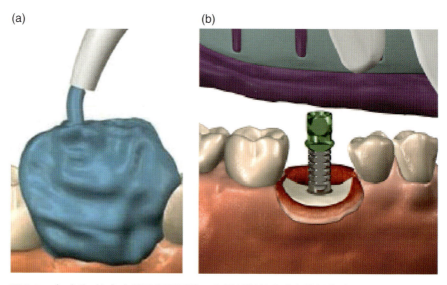

图A.3 （a）和（b）在转移杆周围注入印模材料并移除印模托盘（Source: Courtesy of Implant Direct）。

　　这有几个优点：

1. 可以有更多的修复方式。

2. 可以用于个性化基台的制作、螺钉固位牙冠的制作或预成基台的使用。

3. 最终修复体的边缘应为龈下0.5 ~ 1mm。

4. 有利于彻底的清理粘接剂——这是一个重要的考虑因素，因为粘接剂残留是导致种植体周炎的主要因素。

　　如果要进行数字化印模，应采用以下顺序：

a. 取下愈合基台

b. 扫描组织轮廓形态

c. 放置扫描适配器

d. 扫描

步骤3

　　使用六角螺丝刀更换愈合帽（图A.4）或两段式覆盖螺钉。

(a)

(b)

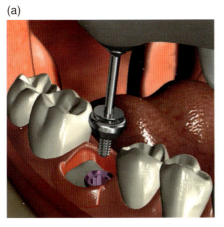
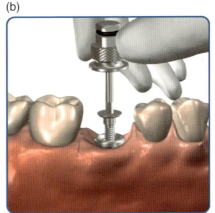

图A.4　（a）和（b）更换愈合帽（Source: Courtesy of Implant Direct）。

步骤4

　　将印模、转移杆、咬合记录和对颌模型送至牙科技工室。

第3章讨论了基台的设计和特性，但仅简要介绍了它们的临床应用。此处将更详细地讨论它们。

种植体基台的作用，简单来说，就是在种植体和修复体牙冠之间提供螺纹连接。除了制作基台的各种材料不同外，还有另外两类：成品基台和个性化基台。

然而，正如其他地方所讨论的，选择基台的核心是穿龈轮廓。这通常定义为牙齿或修复体从骨中穿出到牙龈的轮廓，但它也可以描述为基台从种植体肩台穿出的轮廓。与种植体的尺寸/直径一起，穿龈轮廓的决定性因素是基台和修复体的类型。种植修复过程中的目标是获得自然的穿龈轮廓，以避免修复体附着牙菌斑而难以保持良好的口腔卫生，同时避免修复体出现不自然的外观。

愈合基台

愈合基台（图B.1）旨在创建和优化穿龈轮廓。这些设计将有助于在种植体植入后的愈合过程中，获得最佳的软组织轮廓。它们通常在种植体修复过程中被永久性基台取代。

The ADA Practical Guide to Dental Implants, First Edition. Luigi O. Massa and J. Anthony von Fraunhofer.
© 2021 The American Dental Association. Published 2021 by John Wiley & Sons, Inc.

图B.1　成品愈合基台（Source: Courtesy of Implant Direct）。

基台类别

　　大体上，有4种基台：

1. 临时基台。
2. 成品基台。
   a. 直基台
   b. 角度基台
   c. 直/角度氧化锆基台
   d. 抗旋/非抗旋基台
3. UCLA基台。
4. 个性化基台。
   a. 钛基基台
   b. 锆基基台

临时基台

　　临时基台有2种普遍的类型，即塑料或钛基台，以及抗旋/非抗旋基台。它们的主要用途是在最终种植修复之前保留和支持螺钉固位的临时修复体。

成品基台

　　成品基台可根据组织高度提供多种穿龈高度，但其他选择标准还包括直基台或角度基台、钛（Ti）或氧化锆（ZrO_2）基台以及抗旋或非抗旋基台。成品基台的总体目的是提供一种简单且好用的装置，与个性化基台相比，它们可以节省时间并且更经济，通常用于粘接固位的修复体。

根据种植体的位置和每位不同患者的要求，成品基台可以是直的或以一定角度制造的。对于不明显的位置，更常的选择成品基台，因为在种植体植入后的愈合期间和愈合后，牙龈组织将贴合基台的形状。但这种应用的方法在前牙区是受限的。

抗旋基台有深的内连接，这让它们能够用于单颗修复体和所有的粘接固位的多单元修复体。非抗旋基台有较浅的内连接，这使它们可以用于种植体之间有一些角度的多单元修复体的螺钉固位。

通常，在就位过程中，成品基台的扭矩为35N·cm，并且通常将牙冠粘接到基台上。但是，也可以通过创建螺钉孔，口外粘接修复体的方式将其转变为螺钉固位的修复体。对成品基台还可以进行研磨调整。

与其他基台相比，成品基台的主要优点是成本较低，但它们的使用也存在某些缺点。特别是就穿龈轮廓而言，它们是"一刀切"的选择，因此可能造成不自然的牙龈边缘。通常成品基台在近远中可能太偏龈下，这可能导致龈下粘接剂的残留。此外，当在口腔中更明显的位置使用成品基台时，很难创建出与邻牙对称的自然的牙冠轮廓。成品基台的另一个问题是牙冠的最终戴入可能不像牙医希望的那样精确或容易控制，因为最终的戴入取决于基台和种植体的高度和深度。

UCLA 基台

UCLA基台是一种可铸造基台，带有一个由金属/合金，例如钛（Ti）、铬钴（CrCo）或金（Au）制成的机械加工的基底。这种基台的优点是可用于单颗牙或多颗牙螺钉固位或粘接固位的修复体。UCLA基台旨在解决种植体的角度问题，在某些情况下，还可以解决深度问题，例如种植体定位和植入得过深或过浅。

UCLA基台由金的内连接和蜡套筒制造，技工室可以蜡塑后用高贵合金或半贵合金铸造修复体。它既有抗旋也有非抗旋的内连接。这些基台主要用于螺钉固位的牙冠和桥修复体。

尽管在正常情况下，可铸造式UCLA基台在作为个性化基台铸造时可以矫正高达30°的角度，但它无法解决种植体定位问题以及机械加工（个性化）基台可能出现的问题。因此，开发了"Overcasted" UCLA基台，它带有塑料套管的金属底座（Ti、CrCo或Au），可以阴铸以实现多功能基台的灵活性，该基台几乎可以满足所有可能的需求，并具有类似于机械加工基台的精确度。术语"Overcastable"可能更适合描述这些基台。

Overcasted UCLA基台的优点包括：

1. 耐腐蚀性能。
   a. 将刺激和过敏反应的风险降至最低
   b. 优异的生物相容性
2. 减少周围组织的并发症。
3. 将种植体和基台之间的高精度加工接口与可铸造塑料套管的便利性相结合。
4. 与成品基台相比具有卓越的性能。

个性化基台

与成品基台和UCLA基台相比，个性化基台推荐用于软组织或骨组织条件不理想的情况，因为它们在放置之前已预先研磨或铸造。这种特殊性的实现，是因为该基台是根据特定患者的需求和尺寸的个性化制造的。此外，制造个性化基台可以有很多选择，它们可以由各种材料预磨而成，例如氧化锆、钛和聚醚醚酮（PEEK）[1]。因此，个性化基台是种植冠修复最有效也是最贵的方法。

尽管用于制造个性化基台的各种材料在强度和长期临床耐久性方面存在差异，但大多数材料都是由钛或氧化锆制成的。一般来说，当种植体明显低于牙龈组织时，氧化锆基台是首选，在这种情况下，当颈圈为金属时，将金属基台延伸到种植体可能会导致金属基台的灰色透过牙龈组织显示出来。因此，在选择全瓷基底牙冠进行修复的情况下，氧化锆基台可以比金属基台提供更好的美学效果。

尽管个性化基台价格更高，因为它们是为患者"个性化"设计和生产的，但它们提供了更高的准确性、卓越的美学效果和更自然的修复结果。此外，在某些情况下，患者的要求和牙齿健康可能不允许使用成品基台，必须使用个性化基台才能获得最佳效果。

个性化基台的主要优点是它们能够同时建立理想的边缘位置和理想的穿龈轮廓（图B.2）。

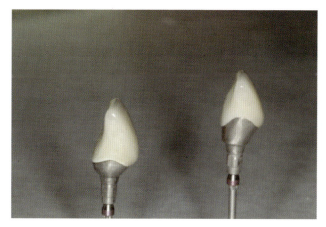

图B.2　使用个性化基台可能实现的理想穿龈轮廓。

以下病例展示了使用个性化基台的病例。

从图B.3～图B.8中可以看出，个性化基台为患者提供了良好的修复体边缘的清洁通道，可以使患者进行适当的清洁，保持令人满意的口腔卫生，但使用成品基台，这些临床要求可能无法实现。然而应该注意的是，个性化基台的主要缺点是成本高，另外也依然存在粘接剂残留的问题。

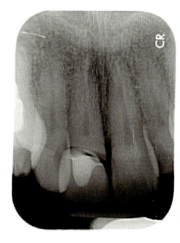
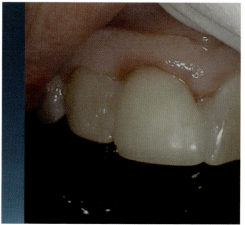

图B.3　断裂的牙齿11。

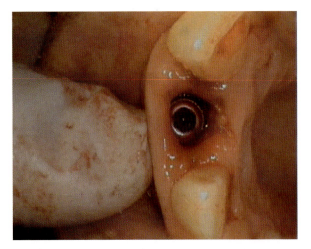

图B.4 即刻种植。

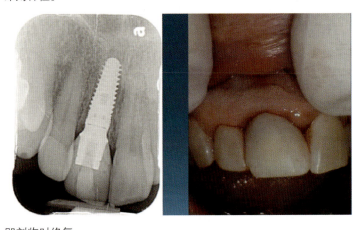

图B.5 即刻临时修复。

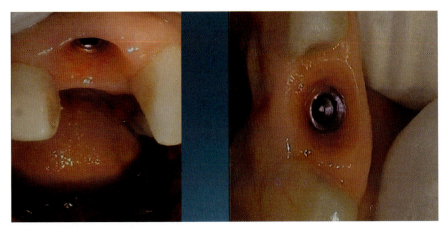

图B.6 软组织形态。

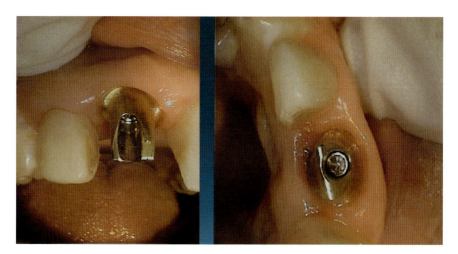

图B.7　放置个性化基台。

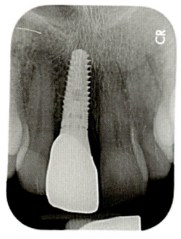
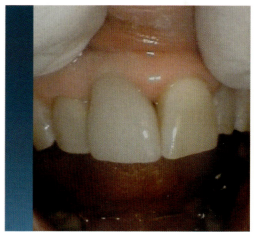

图B.8　最终修复。

个性化基台的处理方面

成品基台是机器制造的，安装在种植体上并拧紧。然后根据需要进行准备，并按照传统的桩核修复程序进行处理。使用成品基台对患者具有某些明显的优势，尤其是在降低成本和减少就诊次数方面。然而，最终的美学结果可能不会让患者满意。

需要种植修复的患者将在每颗种植体上安装一个愈合基台。在这时就必须确定是使用成品基台还是个性化基台。通常，在以下情况下禁用成品基台：

1. 咬合间隙不足，通常是基台的高度不足以固定牙冠。

2. 种植体需要 > 15°的矫正角度。

3. 种植体平台与牙龈边缘的距离大于市售成品基台最高穿龈高度1mm及以上。

4. 当在一个象限内需要连接3颗或更多颗种植体时需要注意平行度的问题。普遍认为在这种情况下要实现平行是非常具有挑战性的。

在移除愈合基台并暴露种植体修复平台后，用牙周探针做引导。尤其是可以通过将探针的轴置于种植体的中心来目视评估种植体的角度及其与对颌牙的咬合关系。如果决定使用成品基台，则必须获得以下信息：

1. 种植体平台的直径，即窄颈、标准颈还是宽颈。如果种植体是由牙医植入的，那么这些数据应该在患者的治疗记录中。

2. 近中、远中、颊侧和舌侧位置的穿龈高度（即种植体平台和牙龈边缘之间的距离）。

3. 咬合距离（种植体平台和对颌牙之间的距离）。

4. 需要直基台还是角度基台。

如果要使用个性化基台，请注意种植体平台的尺寸，并根据开放式或封闭式托盘的设计选择转移杆。接下来进行取模，由技工室制作基台。

氧化锆牙冠和基台

氧化锆在牙科领域的出现，很大程度上解除了全瓷修复体的设计和应用的限制，也取消了高应力区域对金属烤瓷牙冠的需求。事实上，氧化锆的高强度和断裂韧性允许以高精度和极好的成功率制造大跨度后牙修复体。此外，氧化锆的白色可确保更好地再现所需的修复颜色/色调，尤其是在前区。因此，鉴于氧化锆的物理特性，将其用于构建种植体基台和上部结构是合乎逻辑的。

氧化锆种植基台的制造利用了基于患者模型的最先进的CAD/CAM技术来生产个性化定制的基台。此外，CAD阶段的基台设计可以实现氧化锆基台的准确定位和角度，以确保最佳美学效果。然而，制造氧化锆种植基台因为需要在种植体体部提供适当的固位力，这个问题使其变得复杂。尤其氧化锆是一种脆性材料，固定螺钉和陶瓷基台内表面之间的摩擦会产生高的内应力，可能导致意外断裂。

这个问题已经通过放入一个摩擦适配的内部金属螺母解决了，该螺母具有外六角结构，可以与种植体体部建立适当的接触。固定螺钉在拧紧过程中与金属螺母互相锁紧。

相比之下，使用钛基底可以显著降低氧化锆定制基台的这段风险，例如E.max/氧化锆冠。后者是氧化锆定制基台或内冠，可以是抗旋或非抗旋。与氧化锆基台的方式大致相同，先扫描钛基底并在CAD设备上设计基台。然后，在CAM设备上铣削个性化基台或全冠，接着进行染色、上釉并粘接到钛基底上。应该注意的是，钛基底和氧化锆/E.max冠这两个组件都是在技工室粘接的。

与锆基底基台相比，钛基底基台的优势在于，固定螺钉直接对基台施加压力，而基台又具有外部或内部的六角结构与种植体体部连接。这避免了可能发生在氧化锆基台上的断裂风险。

最后，修复体（或基台）应该使用螺钉固位还是粘固固位的问题仍在讨论中，主题已在第13章中详细讨论。

注释

1. 聚醚醚酮（PEEK）：是一种无色有机热塑性聚合物，在各种工程中应用。它具有卓越的机械性能和生物相容性，被FDA批准用于食品接触。

附录C 骨移植材料
Bone Graft Materials

第9章指出，成功植入种植体需要种植体位点具有足够好的骨质和骨量。这些要求部分是因为种植体的设计，需要植入位点具有相应的尺寸才能获得长期的成功，因此骨移植通常是必要的。需要植骨的其他因素包括：

- 拔牙后缺牙区牙槽嵴的吸收
- 由于外伤或感染导致的骨缺损
- 需要将种植体植入在有需要但条件不足的位点，以实现功能和美学的成功

选择合适的手术技术和移植材料都是骨移植治疗计划的考虑因素，因为计划或执行不当都会导致骨移植材料的吸收或整合失败。另一个不好的后果是缺损的硬组织可能被纤维组织而不是功能性骨代替。在这种情况下不会发生骨结合，可能种植体注定要失败。

种植体治疗中的骨移植物

表C.1概述了骨移植的适应证和位置。

拔牙后，正常的生理过程会导致周围牙槽骨的原始高度和宽度减少40%～60%，最严重的骨丧失发生在前2年。这种骨丧失的发生是因为牙周胶原纤维所锚定的固有牙槽骨依赖于牙齿的存在，如果没有牙齿，就会发生塌陷。

随着牙槽骨的丧失，植入位点的生理条件可能会对功能和美学所需的

The ADA Practical Guide to Dental Implants, First Edition. Luigi O. Massa and J. Anthony von Fraunhofer.
© 2021 The American Dental Association. Published 2021 by John Wiley & Sons, Inc.

表C.1 骨移植的适应证

1. 拔牙后的牙槽窝
2. 填充因外伤或感染导致的局部骨缺损
3. 填充因种植体周炎引起的种植体周缺损
4. 下颌和/或上颌的垂直向骨增量
5. 下颌和上颌的水平向骨增量

种植体的正确轴向产生不利影响。因此，为了最大限度地减少拔牙后的牙槽骨萎缩，通常需要用自体骨或骨替代材料（BSM）填充牙槽窝，盖或不盖膜。这些程序通常被称为"牙槽窝保存"或"位点保存"，旨在：

• 填充牙槽骨

• 保留牙槽嵴体积

• 促进新骨形成（成骨）

• 避免后续的骨增量手术

位点保存有效地限制了拔牙后水平向和垂直向的骨丧失，并且在这方面远优于无支持的血凝块的愈合和成骨效果。临床研究结果表明，位点保存可以显著维持牙槽嵴的宽度和高度，并且用于此目的时，不同骨移植材料的效果几乎没有差异。

在牙槽嵴外侧进行骨增量在临床上比"内部"骨增量（即在牙槽窝内放置骨移植材料）更具挑战性，尤其是在上颌窦等区域。

位点保存过程似乎会在早期愈合中延迟成骨，但从长远来看，它们会显著减少牙槽嵴萎缩。另外，牙槽嵴的水平向骨增量比垂直向骨增量的结果更可预测，也更易取得成功，同时并发症更少。

成功的骨移植

种植体植入后，骨愈合和新骨形成可以通过3个生理过程发生，即骨生成、骨诱导和骨传导。为了使这些生理过程成功进行，移植位点必须满足某些标准：

1. 位点必须存在成骨细胞。
2. 位点血供必须充足以供养分。
3. 软组织必须无张力（或受压）。
4. 骨移植材料在愈合过程中必须稳定。

同样，骨移植材料必须具有某些特性/特征：

a. 成骨移植材料必须提供有活力的成骨细胞

b. 骨诱导：材料通过相邻骨或骨膜的血供传递间充质细胞到术区，刺激其分化为成骨细胞

c. 骨传导：材料应为细胞的生长提供支架，并使来自创口边缘的成骨细胞渗入缺损处并迁移穿过骨移植材料，从而刺激植骨位点的成骨细胞活性

受区的骨质决定了需要使用的骨移植材料的类型，基本规则是受区的皮质骨不如松质骨。这是因为松质骨中的细胞提供了≥60%的骨愈合能力，而皮质骨中的细胞仅有10%的骨愈合能力。但在拔牙后发生骨吸收时，松质骨相对于皮质骨更易发生吸收。因此，随着松质骨体积的减少，成骨细胞和其他细胞也会随之减少。值得一提的是，临床医生可以在手术前使用计算机断层扫描（CT）来指示受区松质骨与皮质骨的比率，了解该比率有助于骨移植材料的选择。

目前关于骨移植材料选择的共识是：

• 主要是松质骨：几乎可以使用任何骨移植材料

• 松质皮质骨混合：骨移植材料的选择取决于哪种类型的骨占优势

• 皮质骨：自体骨移植是最佳选择

成骨

上述骨移植材料的特性是必备的，因为只有成骨细胞才能产生新骨，而且骨移植材料必须包含成骨细胞或刺激成骨细胞的增殖，避免植骨失败。想要成骨，骨移植材料和周围组织必须有良好的血液供应，以确保细胞的活力和血凝块的形成；后者作为细胞迁移到其中的初始基质，为成骨细胞提供锚定作用。

骨移植材料的稳定

在愈合过程中骨移植材料上的任何机械应力都会导致纤维蛋白块的破坏，特别是当骨移植材料活动时，纤维组织会替代骨填充到缺损区。虽然纤维组织的形成是一个修复过程，但它不是骨再生，也不可能是骨再生。因此，在存在应力引起的骨移植材料移位风险的情况下，建议通过引导骨再生（GBR）固定并放置胶原膜、钛网或骨钉。

GBR的优点是植骨部位与周围软组织分离，GBR膜隔绝了缺损区生长较快的组织（例如，上皮、纤维组织或牙龈结缔组织）。这可以实现骨再

生的控制。此外，将骨移植材料放入缺损处可防止胶原膜塌陷，同时充当新再生骨的"占位器"或支架，以及血管和成骨细胞向内生长的骨传导支架。

骨移植材料

骨移植材料有四大类，见表C.2，每类都有一定的优点和缺点。

表C.2 骨移植材料

骨移植材料	来源
自体骨	硬组织在同一个人的一个位置转移到另一个位置
同种异体骨	同一物种中基因不同的个体之间的移植物，例如尸体、人体组织
异种骨	来自其他物种的供体的移植物，例如牛或猪的硬组织
人工骨	设计用于植入到组织中的无机、合成的或惰性材料

自体骨

理想的骨移植方法是使用自体骨，将同一个人的硬组织从一个部位移植到另一个部位。自体移植物是患者的自体骨，通常在口腔内或从其他位置（例如，髂嵴或髌骨板）采集。它是理想的骨替代品，因为它含有活性细胞和人类生长因子，故比任何其他骨替代材料具有更好的成骨潜力以及固有的生物相容性。移植材料中的重要细胞和生长因子提供了生物活性，因此移植材料具有成骨性、骨诱导性和骨传导性。

然而，应该注意的是，自体骨中的细胞会在几天内死亡。此后，移植的骨块将起到稳定但缓慢吸收的膜的作用。同种异体骨块，作为自体骨（见下文）的替代品，同样可用于此基础或支架的目的，如下所述。后一种方法无须采集自体骨以及将自体骨块分割成所需尺寸的颗粒。

尽管自体骨移植没有疾病传播的风险，但是存在疼痛、感染和供区并发症的可能。自体骨移植的另一个缺点是需要额外的手术，这会增加整个手术过程的复杂性。此外，可供采集的骨量供应有限，骨一旦离开血供就会"死亡"的风险，这可能会导致成骨不良。

骨替代材料的研发是为了克服与自体移植物相关的各种问题。骨替代材料可以完全替代自体骨，也可以扩展自体移植物的应用范围。这些材料需要在有时间延迟的流程中有效果。例如，在种植体植入之前进行的手术，以及在种植体植入期间为优化受区条件而同时进行的手术。

同种异体骨

　　同种异体骨可以从尸体或活体捐赠者那里获得；在后一种情况下，组织通常是取自髋关节置换手术或类似的大范围手术中。同种异体移植材料的优点是它们具有与天然骨相同的结构和组成，可是尽管它们具有骨诱导性和骨传导性，但是它们不具有成骨性，因为它们不含活的成骨细胞。有关感染传播风险的问题也被提出，例如HIV、乙型肝炎和丙型肝炎，以及可能的朊病毒、毒素、全身性疾病和肿瘤组织。尽管现代加工技术[1]已经切实地解决了这个问题，但同种异体骨仍可能会发生免疫反应。值得一提的是，经过处理的骨移植材料可以促进周围组织更好地渗透到移植物中。

　　同种异体移植材料以矿化皮质骨/松质骨颗粒或脱矿质皮质骨颗粒的形式存在，并且有不同的颗粒/颗粒尺寸，通常在250~1000μm的范围内。矿化的皮质/松质同种异体移植材料是吸收速度较慢的皮质骨和吸收速度较快的松质骨的混合物，需要4~6个月才能完全改建。它通常用于GBR程序，骨壁缺陷和延期种植的位点保存（图C.1）。相比之下，脱矿的皮质骨吸收更快，在2~3个月内完全改建。这种材料通常用于"填充间隙"以及当打算提前将种植体植入到准备好的部位时的位点保存。

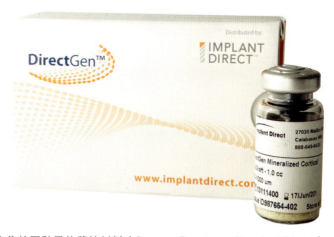

图C.1　市售的同种异体移植材料（Source: Courtesy of Implant Direct）。

最重要的是，同种异体骨块和颗粒是传统自体骨块用于移植和骨增量的可预测且有效的替代品。在需要通过骨移植填满大范围区域的情况下，自体骨壳通常用作"生物"基底或支架，为颗粒状骨移植材料的结合创造必要的空间。自体骨中的骨细胞在几天内死亡，然后骨板起到稳定、缓慢吸收的屏障的作用。对于这种壳技术，同种异体骨块也可以用作自体骨的替代品，从而避免了采集自体骨块的需要。组织学研究表明，自体移植物和同种异体移植物在结合的最后阶段没有差异。

一种方便的同种异体移植材料是DirectGen™ Dental DBM Putty，它由100%的脱矿骨组成。膏体的稠度简化了处理和成型，特别在种植体周围GBR和骨移植中，需要最大量同种异体移植物存在的时候。

异种骨

异种移植物材料来自其他生物，主要是牛或猪。由于动物的骨包含天然且微孔的羟基磷灰石，因此这些异种移植物具有骨传导性，并且有多种颗粒尺寸可供选择，当植入到位点时，将保持长期的体积稳定性。

脱矿牛骨（例如，DirectOss™）长期以来一直被用作异种骨移植。获得的材料通过加热脱蛋白，以消除任何过敏反应和疾病传播的风险。最终产品基本上是一种生物衍生的羟基磷灰石准陶瓷，具有类似于人类骨骼的结构。特别是互连带孔的骨小梁结构，为从周围组织向内新血管的生成提供了近乎最佳的条件。最终结果是引导骨结合而不是快速吸收，这又会使移植的材料体积保持良好的稳定，并在表面和内部高结构化的牛骨内形成新骨。

牛骨的吸收是非常缓慢的，颗粒可能在植入后2年仍存在。然而，当需要更长的时间时，这种材料有时会需要在GBR中与矿化皮质/松质颗粒混合。

另一种异种骨移植的选择是使用牛胶原蛋白，例如Foundation®。这种方法是混合未处理的胶原蛋白（充当支架）和热变性的胶原蛋白（刺激生长）的混合物。将混合物冷冻干燥并加热交联后，将其加工成海绵块并形成圆锥形，以便于放入拔牙窝中。临床研究表明，新骨的刺激发生速度加快。异种移植物是合成生产的，因此不存在疾病传播的风险。

膜

　　膜是一种放置在种植体、骨缺损或牙槽嵴重建区域的柔韧性、半透性异种移植材料，用以帮助创口愈合[1]。它们的设计符合缺损部位的轮廓，允许营养交换，同时提供防止上皮向下生长的屏障。现存在2种类型的膜：可吸收和不可吸收。

　　可吸收膜（例如，Kontour™和Sustain Kontour）是由不易碎、贴合的基质制成的高生物相容性材料，该基质由源自猪腱的高纯化Ⅰ型胶原制成。这种膜会在4~6个月内吸收并用于GBR。它们不适合持续暴露在口腔内。

　　相比之下，不可吸收膜由高密度聚四氟乙烯（PTFE）制成，例如Cytoplast™ TXT-200，它是为引导组织再生设计的膜，用于拔牙后位点保存和骨增量手术。特别适用于需要暴露于口腔的情况。它们通常具有微纹理表面，可增加表面积以增强软组织附着，同时由于其纳米级孔隙率，可抵抗细菌的侵入。这种设计方法的膜使其可以暴露在口腔中而不会出现并发症。

　　可吸收膜和不可吸收膜在临床上都非常有用。可吸收膜的巨大优势在于它们不需要在后期取出，但与必须在后期取出的不可吸收膜相比，它们虽然更方便，但成本更高。

人工骨

　　最常见的人工骨材料是磷酸三钙陶瓷，例如羟基磷灰石（HA）和磷酸三钙（TCP）。材料GUIDOR® easy-graft作为均质的可塑物质在市场上销售，可直接通过注射器中使用，并有HA-TCP（HA与TCP的比例为65：35和55：45）混合物和只含TCP两种形式。

　　当压入缺损处时，GUIDOR® easy-graft的压实迫使血液在颗粒之间渗透，材料迅速硬化以形成符合缺损形态的互连颗粒支架。较大的缺损通常可能需要立刻应用第二种骨增量材料以确保缺损的充分充填。硬化的材料略微多孔，结构类似于骨，因此它可以促进纤维蛋白凝块的稳定，这在愈合初期是至关重要的。

　　磷酸钙异质材料具有生物活性和可吸收性，这两种特性都能够促进骨细胞的附着和增殖。最初，它们融入周围的骨基质中，然后逐渐改建和降解。然而，尽管HA和TCP都没有免疫原性或毒性作用，并且表现出血的生物相容性和骨传导性，但它们没有成骨或骨诱导特性。因此，两种材料都不能提供直接的结构支撑。

使用HA-TCP组合作为骨再生材料的原理是人工骨应以与新骨形成相同的速度吸收。临床上，HA的部分吸收缓慢并保持整合在新形成的骨中，而TCP吸收并被新骨取代，新骨嵌入剩余的HA成分中以形成稳定的支架。非常缓慢的HA的吸收确保了移植物的长期的体积稳定性，并为骨诱导生长因子和成骨细胞的增殖提供了良好的基质。

生物活性玻璃是另一种人工骨替代品，由于与TCP和HA相比具有更高的生物活性，因此广泛用于口腔科和骨科的手术。生物活性玻璃具有通过持续离子释放促进自然骨再生的能力。植入后，它会与血液发生反应并与骨结合，在那里释放二氧化硅和其他矿物离子，进而刺激成骨细胞分化和增殖。从长远来看，生物活性玻璃将被完全吸收并被骨取代。研究表明，当生物活性玻璃与自体骨移植材料混合时，自然骨再生的速度似乎是加倍的。

总结

目前取得的共识是植入在骨移植区域的种植体的存留率，与植入在"原始"骨中的种植体的存留率相当。然而，受区的骨质量是使用移植材料类型的关键决定性因素，皮质骨不如松质骨。

与仅通过血凝块愈合相比，位点保存技术在限制拔牙后水平向和垂直向骨丧失方面是有效的，因为它们可以保持牙槽骨的宽度和高度。临床研究表明，大多数骨移植材料在此方面都有效，它们之间很小的差异取决于种植位点的骨质。然而，应明确的是，外置法自体骨移植手术在恢复缺牙区严重吸收的牙槽嵴时是有效且可预期的，但种植体的存留率可能略低于植入在原始骨中的种植体。我们还应注意到，目前有关保存下来的牙槽嵴的持久性，以及植入在这些区域的种植体的存留率是缺乏数据的。

最后，无论移植材料如何，血液供应不足、外伤或大范围手术，尤其是窝洞预备过程中的产热或摩擦损伤，都会对种植体的预后产生不利影响。此外，影响骨代谢的疾病，例如不受控制的糖尿病、头/颈部放疗和服用双膦酸盐，同样会对种植体的预后产生不利影响。还应该注意的是，吸烟者和烟草使用者发生种植体并发症的概率更高。

注释

1. 简单地讲，同种异体组织的处理包括超声波清洗以去除松质骨结构中的血液和软组织以及脂肪。此后，化学处理使非胶原蛋白变性，破坏细菌并灭活病毒，氧化使任何保留的可溶性蛋白质变性并消除潜在的免疫原性。通过脱水保持结构完整性，通过伽马辐射确保无菌。

参考文献

[1] Elgali, I., Omar, O., Dahlin, C., and Thomsen, P.(2017). Guided bone regeneration: materials and biological mechanisms revisited. *Eur. J. Oral Sci.* 125: 315–337.